全国高等职业院校医学美容技术专业规划教材

实用皮肤美容护肤技术

（供医学美容技术及相关专业用）

主　编　何晓燕　许家萍
副主编　韩　琼　林玉红　陈　蕾
编　者　（以姓氏笔画为序）
尹　璐（楚雄医药高等专科学校）
乔　敏（四川护理职业学院）
许家萍（保山中医药高等专科学校）
杜明明（天津医学高等专科学校）
李玉梅（楚雄医药高等专科学校）
吴洁琼（佛山市宏爱美容发展有限公司）
何晓燕（楚雄医药高等专科学校）
沈小敬（红河卫生职业学院）
沈晓梅（保山中医药高等专科学校）
张　林（曲靖医学高等专科学校）
张　彬（西安海棠职业学院）
张　晨（西安海棠职业学院）
陈　蕾（西安海棠职业学院）
林玉红（广东江门中医药职业学院）
曹晓丹（西安海棠职业学院）
彭　蕾（湖南食品药品职业学院）
韩　琼（楚雄医药高等专科学校）

中国健康传媒集团
中国医药科技出版社　·北京

内 容 提 要

　　本教材是"全国高等职业院校医学美容技术专业规划教材"之一，系根据医学美容技术专业教学大纲和美容师职业技能等级认定特点编写而成。本教材内容分为四大模块，包括10个项目：模块一 基础理论（项目一 美容护肤基础理论、项目二 美容护肤基本流程、项目三 分析皮肤、项目四 美容按摩基础理论）、模块二 面部养护（项目五 面部基础养护技术、项目六 面部常见损美性皮肤养护技术）、模块三 身体养护（项目七 身体养护基础知识、项目八 身体不同部位养护技术）、模块四 美容美体（项目九 面部美容项目、项目十 美体项目）。本教材为书网融合教材，即纸质教材有机融合电子教材、教学配套资源（PPT、图片等）、题库系统、数字化教学服务（在线教学、在线作业、在线考试）。

　　本教材主要供全国高等职业院校医学美容技术及相关专业教学使用，也可作为美容行业培训和美容师职业技能等级认定的参考用书。

图书在版编目（CIP）数据

　　实用皮肤美容护肤技术 / 何晓燕，许家萍主编.
北京：中国医药科技出版社，2025.4. ──（全国高等职业院校医学美容技术专业规划教材）. ── ISBN 978-7-5214-5129-0

　　Ⅰ. R622；R751

　　中国国家版本馆 CIP 数据核字第 20254TQ250 号

美术编辑　陈君杞
版式设计　友全图文

出版　**中国健康传媒集团** | 中国医药科技出版社
地址　北京市海淀区文慧园北路甲 22 号
邮编　100082
电话　发行：010 - 62227427　邮购：010 - 62236938
网址　www. cmstp. com
规格　889mm × 1194mm $^1/_{16}$
印张　9 $^1/_4$
字数　252 千字
版次　2025 年 5 月第 1 版
印次　2025 年 5 月第 1 次印刷
印刷　北京盛通印刷股份有限公司
经销　全国各地新华书店
书号　ISBN 978-7-5214-5129-0
定价　**39.00 元**

获取新书信息、投稿、为图书纠错，请扫码联系我们。

数字化教材编委会

主　编　何晓燕　许家萍
副主编　韩　琼　林玉红　陈　蕾
编　者　（以姓氏笔画为序）

尹　璐（楚雄医药高等专科学校）
乔　敏（四川护理职业学院）
许家萍（保山中医药高等专科学校）
杜明明（天津医学高等专科学校）
李玉梅（楚雄医药高等专科学校）
吴洁琼（佛山市宏爱美容发展有限公司）
何晓燕（楚雄医药高等专科学校）
沈小敬（红河卫生职业学院）
沈晓梅（保山中医药高等专科学校）
张　林（曲靖医学高等专科学校）
张　彬（西安海棠职业学院）
张　晨（西安海棠职业学院）
陈　蕾（西安海棠职业学院）
林玉红（广东江门中医药职业学院）
曹晓丹（西安海棠职业学院）
彭　蕾（湖南食品药品职业学院）
韩　琼（楚雄医药高等专科学校）

出版说明

　　为深入学习贯彻党的二十大精神，落实《国务院关于印发国家职业教育改革实施方案的通知》《关于深化现代职业教育体系建设改革的意见》《职业教育提质培优行动计划（2020—2023年）》《关于推动现代职业教育高质量发展的意见》等有关文件精神，适应学科发展和高等职业教育教学改革等新要求，对标国家健康战略、对接医药市场需求、服务健康产业转型升级，建设高质量教材，支撑高质量现代职业教育体系发展的需要，使教材更好地服务于院校教学，中国健康传媒集团中国医药科技出版社在教育部、国家药品监督管理局的领导下，组织和规划了"全国高等职业院校医学美容技术专业规划教材"的修订和编写工作。本套教材具有以下特点。

1. 强化课程思政，辅助三全育人

　　教材编写将价值塑造、知识传授和能力培养三者融为一体，坚决把立德树人贯穿、落实到教材建设全过程的各方面、各环节，深度挖掘提炼专业知识体系中所蕴含的思想价值和精神内涵，科学合理拓展课程的广度、深度和温度，多角度增加课程的知识性、人文性，提升引领性、时代性和开放性，辅助实现"三全育人"（全员育人、全程育人、全方位育人），培养新时代创新人才。

2. 推进产教融合，体现职教精神

　　教材编写坚持现代职教改革方向，体现高职教育特点，以人才培养目标为依据，以岗位需求为导向，围绕"教随产出、产教同行"，教材融入行业人员参与编写。教材正文适当插入典型临床案例，使学生边读边想、边读边悟、边读边练，做到理论与相关岗位相结合，形成以案例为引导的职业教育教学模式新突破，提升人才培养针对性和适应性。

3. 体现行业发展，突出必需够用

　　教材编写坚持"已就业为导向，已全面素质为基础，以能力为本位"的现代职业教育教学改革方向。构建教材内容应紧密结合当前实际要求，吸收新技术、新方法、新材料，体现教材的先进性，教材编写落实"必需、够用"原则，教材编写以满足岗位需求、教学需求和社会需求的高素质人才，体现高职教学特点。同时做到与技能竞赛考核、职业技能等级证书考核的有机结合。

4. 建新型态教材，适应转型需求

　　适应职业教育数字化转型趋势和变革要求，依托"医药大学堂"在线学习平台，搭建与教材配套的数字化资源（数字教材、教学课件、图片、视频、动画及练习题等），丰富多样化、立体化教学资源，并提升教学手段，促进师生互动，满足教学管理需要，为提高教育教学水平和质量提供支撑。

　　本套教材的出版得到了全国知名专家的精心指导和各有关院校领导与编者的大力支持，在此一并表示衷心感谢。希望广大师生在教学过程中积极使用本套教材并提出宝贵意见，以便修订完善，共同打造精品教材。

前 言 *PREFACE*

为了贯彻落实《国家职业教育改革实施方案》《职业教育提质培优行动计划（2020—2023 年)》等有关文件精神，适应学科发展和高等职业教育教学改革等新要求，对标国家健康战略、对接医药市场需求、服务健康产业转型升级，让教材更好地服务于院校教学，推动高职层次医学美容技术专业教育教学改革，培养高素质技术技能型医学美容技术人才，在总结近几年高职层次医学美容技术专业面部护理技术、身体护理技术教学经验的基础上，结合美容行业职业标准，依据各医疗美容机构、美容会所岗位能力要求，分析典型工作任务，确定教学内容及各项目并编写了本教材。

本教材遵循"强化课程思政，辅助三全育人；推进产教融合，体现职教特色；创新教材模式，岗课赛证融通；建新型态教材，适应转型需求"四大原则。本教材具有以下特点。一是以美容行业职业标准及岗位能力要求为依据，以工作过程为导向，立足高职层次医学美容技术专业人才培养目标，将教学内容整合序化为 4 大模块 10 个项目。在内容的安排上，以项目为主导，以技能培养为主线，理论联系实际，淡化了教材内容的纯理论性，兼顾了基础性。二是在编写体例上，针对高职高专学生基础薄弱、思维活跃等特点，注重激发学生的学习兴趣，每个项目都设有"学习目标"，以便于学生目标清晰地学习并抓住学习要点；以"情境导入"为引导，提出相应的思考问题，设计教学活动，使学生通过对案例的分析来获得知识与技能，培养其分析问题和解决问题的能力；穿插"知识拓展"，激发学生的学习兴趣；每一个项目后面都附有"目标检测"习题和"重点小结"。三是强调职业针对性，结合项目操作流程，以顾客为中心，模拟工作情境。在教材的编写中，充分考虑工作情境对教学过程、教学效果的影响，利用仪器、设备及案例营造具有真实工作情境（职业环境）特点的教学环境。四是教材内容及文字简明，安排合理，详略得当，重点突出，图文并茂（项目九任务一、任务二中的图片均使用 AI 绘制，仅用于教学参考），充分体现了教材的实用性。

本教材主要作为全国高等职业院校医学美容技术及相关专业的教学用书，也可作为社会人员的培训和自学教材，还可以作为中、高级美容师职业技能等级认定辅导教材。

本教材的编写得到了各位编者及相关用人单位的大力支持，在此表示衷心的感谢！由于医学美容技术专业的特殊性，加之编者水平所限，书中难免会有疏漏和不足之处，恳请广大读者谅解并予以指正。

编 者
2024 年 12 月

CONTENTS 目录

模块一 基础理论

模块二 面部养护

模块三　身体养护

模块四　美容美体

项目一　美容护肤基础理论

PPT

▶ 学习目标 ◀

知识目标：通过本项目的学习，应能掌握生活美容与医学美容的区别，皮肤的动态变化及保养方法；熟悉美容院的环境卫生要求、护肤操作时的卫生要求，美容院消毒方法和注意事项；了解美容师的仪容仪表和职业道德。

能力目标：能运用所学的皮肤动态变化及保养方法对顾客进行皮肤保养指导。

素质目标：通过本项目的学习，具有爱岗敬业、诚实守信的职业精神和卫生消毒意识。

▶ 情境导入 ◀

情境：小李，女，30 岁，双侧眉头及眉尾毛发缺失，眉毛稀少，整体眉型短小，表现为高低眉。为了让自己的眉毛看起来协调、美观，小李打算到某生活美容院纹眉。

思考：该生活美容院可以为小李实施纹眉操作吗？为什么？

任务一　美容的基本概念

随着经济的高速发展以及消费者对美容重视程度的逐步提高，我国美容行业呈现井喷式增长，大量新技术、新产品的出现推动着美容行业快速发展，美容的内涵也在不断发生变化。

一、美容的分类

根据美容内涵的不同，现代美容可分为生活美容和医学美容两大部分。

1. 生活美容　是指运用化妆品、美容用具、美容器械及按摩等非侵入性的美容专业手段，对人的肌肤进行养护，对容貌和形体进行美化、修饰的美容方式。生活美容由护理美容和修饰美容两部分组成。

（1）**护理美容**　分为面部护理和身体护理。面部护理包括面部基础护理、特殊部位护理、面部按摩美容、芳香美容、损美性皮肤护理等项目；身体护理则包括肩颈部护理、手部护理、美体塑身、SPA 水疗、全身经络美容等项目。

（2）**修饰美容**　包括化妆、美睫、脱毛、美甲等项目。

2. 医学美容　是指运用药物、手术、医疗器械以及其他具有创伤性或不可逆性的医学技术，对人的容貌和人体各部位形态进行修复与再塑的美容方式。医学美容包括针刺美容、注射美容、手术美容等项目。

生活美容与医学美容的区别见表 1–1。

表1-1　生活美容与医学美容的区别

项目	生活美容	医学美容
服务对象	正常健康人群	患者或正常求美者（含正常健康人群）
操作人员	具有美容师职业资格的美容师	具有医学美容各分支学科工作经验的执业医师
操作部位	皮肤	皮肤及深层组织
操作内容	非侵入性美容方式，如美容按摩、美容仪器养护、化妆品养护等	侵入性医疗方式，如手术治疗、医疗器械治疗、药物治疗等
操作特点	多为临时性措施，艺术修饰性特点比较明显，操作难度小，对艺术性要求较高	多为永久性措施，医学特征比较明显，操作难度大，技术复杂
操作时间	具有连续性	具有阶段性
经营场所	美容、美体机构	医学美容机构

知识链接

医学美容主诊医师基本条件

医学美容主诊医师分为美容外科、美容牙科、美容皮肤科和美容中医科等四个专业。医学美容主诊医师（以下简称主诊医师）应同时具备下列条件。

1. 具有执业医师资格，并进行了执业注册。

2. 具有从事相关临床学科工作经历，其中：负责实施美容外科项目的医师应具有6年以上从事美容外科或整形外科等相关专业临床工作经历；负责实施美容牙科项目的医师应具有5年以上从事美容牙科或口腔科专业临床工作经历；负责实施美容中医科和美容皮肤科项目的医师应分别具有3年以上从事中医专业和皮肤专业临床工作经历。

二、美容师的定义

美容师是指根据顾客的脸型、皮肤特点和要求，为其清洁、护理、保养皮肤，美化容颜和体形的专业技术人员。本职业共设五个等级，分别为五级（初级工）、四级（中级工）、三级（高级工）、二级（技师）、一级（高级技师）。一名美容师需要具备一定的学习、动手、计算、语言表达、人际沟通以及信息的获取、使用和管理等能力；具备一定的审美认知，身体健康，手指、手臂灵活，动作协调；还需要不断提升自我形象和个人修养，拥有健康、洁净、漂亮的外表以及高雅的内在气质等。

任务二　美容师职业道德及形象

职业道德是指人们在职业生活中应遵循的基本道德，是职业品德、职业纪律、专业胜任能力及职业责任等的总称，属于自律范围，它通过公约、守则等对职业生活中的某些方面加以规范。职业道德既是本行业人员在职业活动中的行为规范，又是行业对社会所负的道德责任和义务。

一、美容师的职业道德

美容师的职业道德是指美容师在美容工作中所遵循的与职业活动紧密联系的道德品质和行为规范的总和，主要内容包括以下几方面。

1. 遵纪守法、爱岗敬业　美容师应遵守国家相关的法律法规及美容院的规章制度，不做违反国家法律和损害求美者利益的事情。美容师应热爱美容事业，在本职岗位上尽职尽责，努力工作。

2. 实事求是、诚信公平　把"顾客至上，信誉第一"的服务宗旨放在首位，尊重客观事实，做到言而有信，不能为了追求经济利益而擅自夸大美容效果，欺骗顾客。要公平对待每一位顾客，不能厚此薄彼。

3. 礼貌待人、热忱服务　对待顾客要友善、礼貌，要有热情和积极的态度，服务要细致、周到。

4. 认真负责、团结协作　要有积极认真的工作态度，主动完成岗位工作任务；具有良好的团队观念，要善于团结同事，共同协作，创造和谐的集体氛围。

5. 努力学习、刻苦钻研　要时刻保持学习的心态，不断学习和钻研新知识、新技术，不满足于熟练掌握一般的美容技术，应时刻保持最高的专业水准。

二、美容师的职业形象

美容师的职业形象是指美容师的社会印象，是信誉度的第一标识，包括美容师的仪表、仪态及语言等方面。美容师的成功很大程度上取决于美容师的职业形象，因此职业形象对于美容师来说至关重要。作为一名职业美容师，不仅应维护顾客的容貌美和形体美，还应从自身做起，为顾客树立一个可以参照的榜样。

美容师职业形象塑造并不是一件简单的事情，美容师的职业形象是外在形象、品德修养、专业修养和知识结构的综合反映。作为一名优秀的美容师，应努力形成符合专业岗位要求、体现个人职业修养的职业形象。

（一）仪容仪表

美容师从事的工作是"传播美丽"，第一要务是让顾客的肤质得到改善，其服务情况和质量不仅体现在是否具有丰富的专业知识和熟练操作的技巧上，还体现在美容师整体精神面貌上。因此，美容师应通过清洁与保养，保持个人整洁、美丽的外在形象。

1. 面部　美容师应注意定期对自己的皮肤进行养护，保持面部皮肤洁净、清爽、润泽和健康。女性美容师应着淡妆，整个妆面大方、淡雅、清爽，眉毛整洁、口红适宜，切忌浓妆艳抹。

2. 头发　美容师的头发应保持清洁、光亮，不要让发丝垂在脸上，头发修剪要干净整齐，如果是长发，应束发，避免长发干扰护理工作，发型应与脸型相适应，体现优雅、时尚的气质，切忌颜色鲜艳、造型怪异。

3. 口腔　美容师应保持口气清新，无异味，工作前不食用葱、蒜、韭菜等气味较大的食物；应做好口腔护理，经常进行口腔检查。

4. 手部　美容师的双手应注意保养，保持手部柔软，使其富有弹性，保持皮肤滋润细腻，保持手部清洁平滑；指甲应修剪平整，不可留长指甲，工作时不可涂颜色鲜艳的甲油；不能佩戴戒指、手链、手镯等饰品，防止在美容护理中划伤顾客。在为顾客服务之前一定要清洁双手。

5. 着装　美容师工作时应统一穿着美容院工作制服，制服应保持清洁、平整；制服上应佩戴工作牌，标明美容师的姓名和岗位，制服以选择适合个人气质、体型的款式为宜；为顾客做护理时，应佩戴符合要求的口罩，口罩应随时保持清洁、卫生。

6. 鞋袜　美容师工作时应选择舒适、合脚、软底的鞋子，尽量不穿高跟鞋；不穿挑丝、有洞或补过的袜子，颜色以肉色为宜，忌光脚穿鞋，鞋袜要保持干净、清洁、无异味。

7. 体味　美容师应经常沐浴，保持身体清洁和无异味，必要时可少量使用气味清新淡雅的香水。

（二）仪态举止

仪态举止是指人的行为和动作表情，日常生活中的站、坐、走、蹲的姿势，一举手一投足、一颦一笑都可以称为仪态举止，其是无声的语言。仪态举止是美容师风度和修养的外在表现形式之一，正确、优美的姿势是可以通过训练形成的，正确的姿势还可以有效地缓解工作的疲劳。

1. 站姿 站姿是人们生活交往中的一种最基本的举止，是衡量一个人外表乃至精神的重要标准。正确的站姿是优美仪态的基础。以下站立姿势，男女均适合。

（1）头正，双目平视前方，面带微笑，下颌微收。

（2）两肩平齐，两臂放松，自然下垂于体侧或双手交叉放置于小腹部，交叉时，右手置于左手上。

（3）挺胸收腹，腰背挺直，两脚跟并拢，两脚尖张开45°~60°，身体重心落于两腿正中。

2. 坐姿 优美的坐姿让人觉得安详、舒适、端正、舒展、大方。作为一名美容师，其坐姿应给人以端庄稳重之感，规范、优雅的坐姿不仅可以体现其良好的职业形象，还可以避免不良姿势带来的过度疲劳和慢性损伤。

（1）正确的坐姿

1）入座轻而稳，女士着裙装坐下时要先轻拢裙摆，后入座。

2）入座后，面带微笑、双目平视、嘴角微闭、微收下颌。

3）两肩平整放松，两臂自然弯曲放在腿上、椅子或扶手上。

4）立腰、挺胸，上身自然挺直，女士双膝自然并拢，男士双膝微开，双腿正放或侧放。

5）坐靠背椅时，应至少坐满椅面的2/3，背部轻靠椅背。

6）谈话时，可以侧坐，此时上身与腿应同时转向一侧。

7）离座时，要自然稳当，右脚向后收半步，然后起立。

（2）落座注意事项

1）两脚尖不能朝内，脚跟不能朝外。

2）两脚交叉而坐时，悬空的脚尖应朝下，切忌脚尖朝上和抖动。

3）与人交谈时，勿用手托下颏或双手抱胸。

4）交谈时，切忌在椅子上前俯后仰或者把腿架在椅子、沙发扶手或茶几上。

3. 走姿 走姿又称步态，是最能体现出一个人精神面貌的姿态，其基本要求是从容、平稳、走出直线。美容师工作时的走姿应轻巧、平稳、灵活，节奏和韵律一致，且应面带微笑。

（1）正确走姿

1）双目向前平视，微收下颌，面带微笑。

2）双肩平稳，双臂自然摆动，摆幅以30°~35°为宜。

3）上身挺直，头正挺胸、收腹、立腰，重心稍前倾。

4）注意步位，两脚内侧落于一条直线上，步幅适当，前脚跟与后脚尖相距一脚之长。

5）行走速度要适中，根据服装、场合等综合因素决定行走的速度，停步、转弯、上下楼要从容不迫、控制自如。

（2）走路时注意事项

1）走路忌内八字或外八字，忌弯腰驼背，歪肩晃膀。

2）走路时忌手的摆动幅度过大，忌扭腰摆臀，大摇大摆，左顾右盼。

3）双腿忌过于弯曲或走曲线。

4）步幅忌过大或过小，前脚跟与后脚尖以相距一只脚长度为宜。

5）忌脚蹭地面，忌双手插在裤袋或后脚拖在地面上行走。

4. 蹲姿　如需拾取低处物件时，应保持大方、端庄的蹲姿。

（1）一脚在前、一脚在后，双腿并拢，双腿向下蹲，前脚全着地。

（2）小腿基本与地面垂直，后脚跟提起，臀部向下。

（3）蹲下时背部要挺直。

（三）语言

美容师是美丽容颜的塑造者，是顾客心灵的疏导师，因此其语言的运用就显得尤为重要。美容师在进行语言表达时不仅要注意内容，还要注意技巧，这样可以提高谈话的质量与水准，使顾客对美容师产生亲切感和信任感。

1. 语音委婉、柔和，语调适中　美容院是一个宁静优雅的地方，顾客到美容院，除了为保养自己的容貌、肌肤外，还为了舒缓压力。因此，美容师在与顾客进行交谈时，语音应委婉、柔和，语调适中，语言表达准确。轻轻的一声问候，慢声细语的一个解释，犹如细雨润物，使顾客顿时产生平静、祥和的心理及宾至如归的感觉。

2. 选择顾客喜欢的主题　美容师在谈话过程中应尽量去了解顾客的喜好，从而选择最佳的谈话主题，比如流行服饰、美容化妆品、旅游、教育等。因此美容师需要具有丰富的知识内涵。

3. 谈话原则　为使谈话过程轻松和谐，在谈话时，美容师应注意以下几点。

（1）主动寻找合适的话题，少说多听，不与顾客争论。

（2）谈话内容不单调，注意不谈自己的私事、不问顾客隐私、不在背后议论他人长短。

（3）使用文明用语，言辞应简单易懂。

三、美容师的人际关系

良好的人际关系不仅能体现自身的素质修养，还有利于社会交往和工作的开展。因此，作为一名美容师，应学会处理好与同事和顾客之间的人际关系。

（一）影响人际关系的行为

1. 以自我为中心，只关心个人利益，不顾别人的利益和需求。

2. 性格孤僻、缺乏自信、过度自卑。

3. 疑心重、喜欢猜忌他人，不信任他人。

4. 行事风格过于强硬，喜欢干涉、强迫他人。

（二）美容师建立良好人际关系的方法

1. 树立良好的自我意识，自觉调整自己的意识和行为，努力克服自卑、孤僻、强迫等心理障碍。

2. 重视人格锻炼，培养良好的人际关系心理品质。

3. 善于表达和领悟情感，具有敏锐的观察力，善于洞察顾客的内心活动，适度地使用赞扬和批评。

4. 努力塑造良好的第一印象。

任务三 美容院卫生与消毒

美容院是人们用来美容护肤的地方，卫生与消毒是美容院经营中不可忽视的重要环节。保持良好的卫生与消毒条件，既能保障顾客的健康安全，也能提升美容院的形象和信誉。

一、美容院环境卫生要求

（一）室外卫生要求

1. 门前地面要干净，每隔 3 小时要清洁一次，花卉摆放整齐。

2. 要遵守城管部门的规定，搞好"门前三包"，不堆放杂物垃圾。

3. 灯箱、招牌、门窗要每天擦拭干净，清洁明亮，不留灰尘。

（二）室内卫生要求

1. 美容室的空气要清新，要有良好的通风换气设备。

2. 室内温湿度适宜，温度控制在 (22 ± 5)℃，湿度在 $55\% \sim 65\%$。

3. 美容床间距要适宜，每张美容床占地面积应不小于 $2.5\mathrm{m}^2$。

4. 室内采光良好，不同区域应选择不同的光源。护肤区光线适当调暗，办公区和接待区光线应明亮些。

5. 每天打扫，擦拭墙壁、地板，展示框、窗帘、镜子要保持干净无尘。

6. 美容院禁止吸烟。

7. 美容院要杜绝老鼠、蟑螂、跳蚤、臭虫，要随时消灭蚊蝇，不得带宠物进入美容院。

8. 洗手盆、洗头盆、坐厕要定期消毒，拖把要分开用，并及时清洗干净。

9. 垃圾要及时处理，美容院所产生的垃圾要及时清扫，垃圾桶要每天清洗消毒。

二、美容院常用的消毒方法

美容院常用的消毒方法有物理消毒法和化学消毒法。

1. 物理消毒法 是指用物理原理杀灭病原微生物的方法，美容院常用的物理消毒法有烘干法、紫外线照射法、煮沸法和蒸汽法等，见表 1-2。

表 1-2 常见的物理消毒法

类别	原理	方法	注意事项
烘干法	利用远红外线高温杀灭病原微生物	将金属、陶瓷等耐高温用品用具放入消毒柜	用品消毒前必须洗净、擦干
紫外线照射法	利用紫外线杀灭病原微生物	将棉片、打板等不耐高温的用品用具放入消毒柜	用品消毒前必须洗净、擦干
煮沸法	利用水加热煮沸的方法杀灭病原微生物	将毛巾、美容衣等棉织物煮沸 20 分钟	用品消毒前必须洗净
蒸汽法	利用蒸汽高温原理杀灭病原微生物	将毛巾、浴巾等棉织物消毒 15~30 分钟	适合白色的棉织物

2. 化学消毒法 是指使用化学制剂杀灭病原微生物的方法。美容院常用的化学消毒剂有碘伏、

乙醇、苯扎溴铵（新洁尔灭）等，常采用擦拭和浸泡的方式进行消毒，见表1-3。

表1-3　常见的化学消毒法

种类	浓度	适用范围
碘伏	0.5%~1%	皮肤伤口消毒
乙醇	70%~75%	痤疮针、镊子、美容仪器探头及美容师双手等的消毒
含氯消毒剂	10%~20%	桌椅、地板、洗手台、马桶等的清洁
苯扎溴铵（新洁尔灭）	0.1%	挑棒、打板等用品用具的消毒

3. 美容院消毒注意事项

（1）消毒物品应专人负责，消毒剂必须妥善保管，应储藏于阴凉、避光、干燥的地方，瓶身贴有标签，不与其他美容产品混放。

（2）盛放消毒剂的器皿应选用耐腐蚀的带盖容器，使用完毕后盖紧瓶盖，以防溢出或被污染。

（3）应在消毒剂的有效期内使用。

三、护肤操作时的卫生要求

（一）美容师卫生要求

1. 清洗双手　用七步洗手法清洗双手。

2. 消毒双手　用卫生手消毒液或75%乙醇消毒双手。

3. 戴口罩　若美容师服务时有上呼吸道感染（以下简称感冒）症状，要佩戴质量合格的口罩并及时更换。

4. 戴手套　美容师可以根据实际需要在拔眉、脱毛等环节（除按摩外）选择佩戴一次性手套，以免出血引起交叉感染。

（二）用物卫生要求

1. 物品　所有与顾客皮肤直接接触的物品都需做到一次性或"一客一换一消毒"，如棉片、毛巾、美容袍、床单、拖鞋等。

2. 美容仪器　定期擦拭美容仪器，保持仪器清洁，每次使用仪器前后都要用75%乙醇对仪器的操作头进行擦拭消毒。

3. 美容用品的取放

（1）敷用化妆水时可使用消毒棉片或化妆棉片，取用后要立即盖好瓶盖。

（2）乳液、面霜必须保存在干净、密封的容器内，罐装的产品必须用消过毒的挑棒取出，手指不可触及容器及瓶盖内侧。

（3）取出的用品若没有用完，严禁再放回瓶中。

（4）无菌用品如乙醇棉球、棉片和痤疮针等，应用无菌镊子夹取，镊子不可触及容器周围。

（5）消毒棉片、纱布、棉签等接触皮肤的工具，使用后应立即丢入带盖的清洁桶或清洁袋内，不可重复使用。

任务四　皮肤生理解剖常识

皮肤作为人体最大的器官之一，是人们心目中美丽外表的代言。只有了解皮肤的结构和功能，才能更好地为顾客提供专业的美容护理。

一、皮肤的解剖结构

皮肤由表皮、真皮和皮下组织构成，并含有附属器官（汗腺、皮脂腺、指甲、趾甲）以及血管、淋巴管、神经和肌肉等。

1. 表皮　源于外胚层，是皮肤的最外层，不含血管，但含有很多小神经末梢。其从外到内由角质层、透明层、颗粒层、棘层和基底层组成。角质层位于体表最外层，由角质细胞和角质脂质组成，生命周期为 28 天；基底层是表皮的最内层，含有黑色素细胞，负责皮肤的色素形成。

2. 真皮　源于中胚层，由真皮乳头层和网状层组成，有纤维、基质、细胞、血管、淋巴管、神经等，也称真皮肤。其性质强韧、柔软并具有高度弹性。

3. 皮下组织　是皮肤的最内层，主要由结缔组织和脂肪组织组成，厚度为真皮层的 5 倍，具有保持皮肤张力、丰满形体、缓冲外力冲击等作用。

二、皮肤的生理功能

皮肤主要有屏障、感觉、体温调节、分泌、排泄、代谢、吸收和免疫等生理功能，皮肤是人体最大的器官，其坚韧而柔软，覆盖全身，使机体各组织、器官免受机械性、物理性、化学性和生物性因素的侵袭。

1. 屏障功能　皮肤表皮角质层细胞牢固地相互交错，致密而又坚韧，可以抵抗摩擦、压迫，皮下脂肪有缓冲作用，能在一定程度上保护深部组织、器官，避免牵拉、冲撞、挤压等机械性刺激损伤。皮肤可以产生黑色素，从而起到光防护作用。

2. 感觉功能　分布于皮肤的感觉神经末梢和特殊感受器共同感知体内、体外的各种刺激，引起相应的神经反射，产生触觉、压觉、温度觉、痒觉、痛觉、形体觉、定位觉等。

3. 体温调节功能　为保持人体体温恒定，皮肤可以通过浅层血管收缩及汗液蒸发，对体温进行自主性调节。

4. 分泌和排泄功能　皮肤主要依赖汗腺和皮脂腺完成分泌和排泄功能，如汗腺分泌汗液，可以将人体中的乳酸、尿素等排出体外；皮脂腺分泌皮脂，可以保持皮肤湿润。

5. 代谢功能　皮肤是人体最大的器官，机体的主要代谢，如糖、蛋白质、脂肪、水和电解质代谢，可以在皮肤中进行。

6. 吸收功能　皮肤可以通过角质层、汗腺、毛囊、皮脂腺等完成吸收功能，如吸收水分、盐类、重金属等。

7. 免疫功能　皮肤免疫系统包括多种细胞成分和体液成分，如淋巴细胞、巨噬细胞、细胞因子、免疫球蛋白等，可以防止微生物入侵，促进创伤修复等。

三、皮肤的动态变化及保养方法

（一）年龄所致的皮肤变化

1. 刚步入青春期的皮肤状况及保养重点　女孩进入青春期后，面部因皮脂分泌而靓丽、光滑。毛发因有皮脂滋润而显得光泽、油亮，富有弹性。在绝大多数情况下，属于油性皮肤的女孩此时开始长痤疮。此期皮肤保养重点如下。

（1）彻底清洁皮肤，但不宜过度去除皮脂，并应补充足够的水分。

（2）注意皮肤护理，可以使用保湿乳液。油性皮肤可适当使用控油的调节水。

2. 20～30 岁的皮肤状况及保养重点 该年龄段皮肤处于最佳时期，细胞新陈代谢非常正常，皮肤弹性好，细胞内水分充足。此阶段由于性激素分泌旺盛，对于油性皮肤而言，面部油脂增多，使痤疮加重。此期皮肤保养重点如下。

（1）注意对皮肤的清洁 适当去除皮脂，不要用手去挤、捏掐痤疮，处理不当会留下瘢痕。

（2）正确使用化妆水及保湿乳液 不宜使用过于滋养的护肤品，应选用控油面膜抑制过多的皮脂分泌，防止痤疮加重。

（3）开始眼部护理 使用眼霜，注意眼部皮肤保湿。

3. 30～40 岁的皮肤状况及保养重点 该年龄段皮肤开始走向老化，表皮细胞分裂减缓，角质层脱落，真皮胶原纤维开始减少，皮肤弹性下降，肤色开始灰暗，光亮度降低，眼外角开始有皱纹出现，皮肤开始变得干燥，面部局部开始有色素斑点。此期皮肤保养重点如下。

（1）注意皮肤保湿的同时，选择含滋养成分的护肤品。

（2）使用保湿除皱精华液。

4. 40～50 岁的皮肤状况及保养重点 该年龄段，生理功能开始退化，卵巢所分泌的雌激素和孕激素开始减少，月经开始不规律。额部开始出现皱纹，嘴角及眼部皱纹逐渐加重，皮肤慢慢失去弹性，尤其是眼睑下皮肤。皮肤明显干燥，失去光泽，皮下脂肪减少，皮肤松弛、干燥、有鳞屑脱落。面部皮肤开始变得灰暗。此期皮肤保养重点如下。

（1）加强眼周肌肤的护理 用高品质的除皱眼霜按摩皮肤以促进吸收。

（2）使用保健品 可以口服一些天然植物雌激素类保健品，以辅助维持和促进卵巢功能，保持体内较高的雌激素水平，令皮肤光泽自然、靓丽。

5. 50～60 岁的皮肤状况及保养重点 该年龄段为围绝经期，内分泌进入衰退阶段，皮肤开始老化。此期皮肤保养重点如下。

（1）加强锻炼。

（2）调整心理，保证充足的睡眠。

（3）使用保健品和应用医学美容技术。

（二）季节所致的皮肤变化

一年四季的温度、湿度、光照不同，对皮肤的保养也应有所不同。

1. 春季

（1）季节特征 春季气温转暖且潮湿，易滋生细菌，万物复苏、春暖花开，易导致人体过敏。

（2）皮肤特征 春季气候忽冷忽热，温差较大，皮脂腺和汗腺难以自我调节平衡，此时的皮肤较为敏感；天气转暖，皮脂分泌过剩，加之细菌滋生，此时的皮肤易发生毛囊炎及痤疮等。

（3）化妆品的选择

1）不宜频繁更换护肤品，以免导致皮肤过敏；清洁皮肤时选用性质温和的洁肤乳，补水时选用具有抑菌、清洁、柔肤功效的化妆水或较清爽湿润的保湿剂。

2）参加户外活动时，选择中等强度的防晒霜。

2. 夏季

（1）季节特征 夏季是一年中气温最高的季节，阳光充足、紫外线强烈。

（2）皮肤特征 新陈代谢加快，皮脂、汗液较多，细菌易繁殖，毛囊炎和痤疮等炎症性皮肤病不断出现；紫外线强烈，易导致日光性皮肤病。

（3）化妆品的选择

1）油性皮肤宜选用洁肤控油护肤品；干性皮肤宜选用清爽滋润型保湿剂。

2）室内外活动时均应注意使用防晒霜，室外活动时选用高强度防晒霜。

3）对受日晒较长的皮肤应注意晒后修复，选用具有舒缓、美白、保湿和抗氧化功效的乳液，加强夜间皮肤的保养及修复。

3. 秋季

（1）季节特征　延续夏季高温，但早晚温差较大，空气较夏季变得干燥，紫外线照射仍然很强烈。

（2）皮肤特征　随着气温逐渐降低，空气越来越干燥，皮肤的新陈代谢减弱，皮脂分泌降低，皮肤变得较敏感，需加强皮肤养护。遭受夏日灼伤而缺乏养护的皮肤，在秋季会变得更加干燥、粗糙，易产生皱纹及色素沉着。

（3）化妆品的选择

1）宜选用温和、含有天然成分的洁肤品。

2）秋季是皮肤美白的重要时机，宜选用清洁剂去角质，选用滋养面膜及保湿、美白功效产品以恢复皮肤生机，继续注意防晒。

4. 冬季

（1）季节特征　随着气温逐渐下降，天气变得寒冷、干燥，多风。

（2）皮肤特征　皮肤新陈代谢减弱，皮脂腺和汗腺分泌减少，皮肤易干燥、皲裂；天气寒冷，毛孔收缩，易引起污垢阻塞；微循环减慢，易产生冻疮。

（3）化妆品的选择

1）宜选用较温和的洁面乳清洁皮肤，洗脸水温不宜过高，以防油脂丢失。

2）宜选用含有较高油脂、质地较为丰润的营养霜，以加强皮肤屏障。

3）室外作业者对较长时间暴露在紫外线下的皮肤应注意防晒。同时使用促进微循环的护肤品，避免冻疮发生。

四、健康皮肤的标准及正常皮肤的类型

（一）健康皮肤的标准

健康皮肤的标准是指皮肤健康湿润、细腻光滑有弹性、色泽好、皮肤不敏感。

1. 皮肤色泽　皮肤的颜色与种族有关，有黑、白、黄、棕、红等不同颜色，这主要由所含色素的数量及分布不同所致。

2. 皮肤润滑度　健康皮肤滋润、细腻、舒展且有光泽。

3. 皮肤弹性　健康皮肤含水量适中，皮下脂肪厚度适宜，指压平复快。

4. 肌肤纹理　健康皮肤纹理细小、表浅、走向柔和。

（二）正常皮肤的类型

目前多根据皮肤含水量、皮脂分泌状况、皮肤 pH 值以及皮肤对外界刺激反应性的不同，将皮肤分为五种类型。

1. 干性皮肤　又称干燥型皮肤。角质层含水量低于 10%，pH > 6.5，皮脂分泌量少，皮肤干燥，缺少油脂，皮纹细，毛孔不明显，洗脸后有紧绷感，对外界刺激（如气候、温度变化）敏感，易出现皮肤皲裂、脱屑和皱纹。干性皮肤既与先天性因素有关，也与经常风吹日晒及过多使用碱性洗涤剂有关。

2. 中性皮肤　也称普通型皮肤，为理想的皮肤类型。角质层含水量达 20% 以上，pH 在 4.5 ~ 6.5，皮脂分泌量适中，皮肤表面光滑细嫩、不干燥、不油腻、有弹性，对外界刺激适应性较强。

3. 油性皮肤　也称多脂型皮肤，多见于中青年及肥胖者。角质层含水量在 20% 左右，pH < 4.5，皮脂分泌旺盛，皮肤外观油腻发亮，毛孔粗大，易黏附灰尘，肤色往往较深，但弹性好，不易起皱

纹，对外界刺激一般不敏感。油性皮肤多与雄激素分泌旺盛、偏食高脂食物及香浓调味品有关，易患痤疮、脂溢性皮炎等皮肤病。

4. 混合性皮肤 是干性、中性或油性混合存在的一种皮肤类型。多表现为面中部（前额、鼻部、下颌）皮肤呈油性，而双面颊和双颞部等部位皮肤表现为中性或干性。躯干部皮肤和毛发性状一般与头面部一致，油性皮肤者毛发亦多油光亮，干性皮肤者毛发亦显干燥。

5. 敏感性皮肤 也称过敏性皮肤，多见于过敏体质者。皮肤对外界刺激的反应性强，对冷、热、风吹、紫外线、化妆品等均较敏感，易出现红斑、丘疹和瘙痒等表现。

目标检测

答案解析

单项选择题

1. 生活美容是利用什么手段达到美容目的的？（ ）

　　A. 药物　　　　　　　　B. 侵入性　　　　　　　　C. 非侵入性　　　　　　　D. 手术

2. 以下做法中，违反诚信待客原则的是（ ）

　　A. 不使用过期的美容产品

　　B. 不如实说明美容产品的实际功能

　　C. 美容服务中，按规定用量使用美容产品

　　D. 美容服务前，明示产品或服务可能对顾客皮肤产生的影响

3. 皮肤美白的重要时机是（ ）

　　A. 春季　　　　　　　　B. 夏季　　　　　　　　C. 秋季　　　　　　　　D. 冬季

4. 春暖花开之际，皮肤易出现（ ）

　　A. 过敏　　　　　　B. 表皮分泌物堆积　　　　C. 皮肤油腻感增加　　　D. 皮脂腺分泌旺盛

5. 公共场所经营者提供给顾客使用的用品用具应当保证安全卫生，可以反复使用的用具应当（ ）

　　A. 脏了就换　　　　　　B. 一客一换　　　　　　C. 定期更换　　　　　　D. 顾客要求再换

6. 表皮分为五层，最外层是（ ）

　　A. 颗粒层　　　　　　　B. 角质层　　　　　　　C. 棘层　　　　　　　　D. 透明层

7. 中性皮肤含水量为（ ）

　　A. ＜10%　　　　　　　B. ＜20%　　　　　　　C. ＜15%　　　　　　　D. 20%

8. 30～40岁年龄段的皮肤保养要点是（ ）

　　A. 彻底清洁皮肤　　　　　　　　　　　　B. 开始眼部护理

　　C. 使用保湿除皱精华液　　　　　　　　　D. 服用保健品

（何晓燕 曹晓丹）

书网融合……

重点小结　　　　　　习题

项目二　美容护肤基本流程

PPT

学习目标

知识目标：通过本项目的学习，应能掌握面部皮肤基础护理操作流程，皮肤清洁的方法、注意事项；熟悉顾客接待与咨询的流程及方法、避免纠纷产生和处理纠纷的方法；了解美容院前台咨询的职能。

能力目标：能运用所学的接待与咨询、面部皮肤基础护理知识，进行顾客接待和为顾客提供面部基础护理。

素质目标：通过本项目的学习，以情服务，用心做事，具有团队协作精神和顾客至上、服务第一的意识。

情境导入

情境：王小姐，32岁，白领，喜欢化妆，额头可见少许痤疮，两侧颧骨皮肤有少许细小斑点；生活和工作压力大，身体疲惫、气色欠佳。现到美容院咨询如何改善自己的皮肤状态。

思考：1. 作为美容院前台接待员，如何接待王小姐？

　　　2. 怎样为王小姐提供皮肤护理？在护理过程中应注意哪些问题？

任务一　接待与咨询

美容院工作的第一环节是接待与咨询，接待与咨询工作能否做好，在很大程度上决定了顾客的去和留。良好的店面形象、高水平的接待咨询人员和过硬的专业技术，可以为美容院赢得更多的客源。

一、接待前准备

美容院一般均设有接待前台，前台是美容院的"门面"和"中枢"。前台接待人员热情、礼貌、耐心的咨询态度，是美容院经营管理水平的体现。因此，前台接待与咨询工作在美容院起着至关重要的作用，准备充分能给顾客留下良好印象。负责接待的美容师须做到以下几点。

1. 形象得体　负责接待的美容师必须仪容整洁、化淡妆、身着工作服，佩戴署有姓名和编号的工作牌。

2. 熟悉业务　负责接待的美容师对美容院所提供的服务项目及其特点、效果、价格等应做全面了解，熟记在心以便详熟地为顾客进行介绍。

3. 其他　精神饱满、态度诚恳、举止典雅端庄、谈吐文雅、面带微笑。

二、前台接待的重要性及其主要职能

面对日益激烈的行业竞争，美容院怎样才能出奇制胜，赢得更多的客源呢？关键在于三个因素，即店面形象、接待服务和技术水平，这也是顾客选择、评定美容院的主要因素。良好的店面形象、优质的接待服务和过硬的专业技术是美容院的最佳广告，能让顾客产生信赖，也有利于传播美容院的声誉。前台接待的职能主要包括以下几个方面。

1. 迎接顾客，介绍本美容院的服务项目、服务特色及服务流程，使顾客对美容院有一个整体印象；听取顾客美容愿望，回答顾客美容方面的简单咨询。

2. 检测分析顾客皮肤状况，填写顾客资料登记表并妥善保管。

3. 为顾客制订护理方案及计划，对每次护理时间、所用产品等进行记录。

4. 安排美容师为顾客做护理。

5. 结算顾客的美容费用。

6. 负责招呼等待的顾客。

7. 送顾客离店。

8. 接听电话、提供咨询服务，接受预约。

9. 负责随时与顾客保持联系，如顾客生日时致电问候、送祝福等。

10. 监督服务人员的表现，注意维护店面形象。

三、美容院的接待程序

美容院接待程序一般包括：接待，咨询，分析诊断，建立档案，设计、沟通和实施护理计划，效果评价，记录与结账，送客，整理，定期跟踪回访。

1. 接待　热情迎接顾客，引领顾客入座、奉茶、了解顾客需求。

2. 咨询　了解顾客的基本情况、既往美容护理情况、生活习惯与兴趣爱好、面部皮肤基本情况、健康状况等。

3. 分析诊断　分析顾客面部情况，并诊断皮肤问题。

4. 建立档案　填写顾客档案，了解需要解决的问题。

5. 设计护理计划　包含护理目的、护理项目、产品和仪器的选择、护理疗程的确定、护理计划和家居护理方案的设计。

6. 沟通护理计划　与顾客沟通护理计划的目的、实施过程、护理效果及费用等。

7. 实施护理计划　操作前准备好用物，为顾客提供相应的护理服务。

8. 效果评价　美容师引导顾客对比护理前后的变化，询问顾客感受，确认护理效果。

9. 记录与结账　记录顾客服务项目、护理沟通内容、顾客满意度等情况，前台结算。

10. 送客　迎送顾客出门要做到"迎三送七"，即顾客来的时候上前三步去迎接，顾客走的时候送出去七步。

11. 整理　整理工作区域环境，归还物品。

12. 定期跟踪回访　对新顾客在第一次护理后1～2天进行电话回访，让顾客感受到关爱之情。7天左右再次电话回访，用真诚打动顾客，预约下次到店时间。

四、美容院的前台咨询

作为一名美容院的美容师，应具备以下职能。

（一）询问

1. 询问的作用　顾客进店后，美容师应主动上前询问，与顾客进行交流沟通。美容师礼貌、友好、详细的询问，不但可以赢得顾客的好感，还可以了解其消费目标，也是让顾客满意的第一步。

2. 询问的方法、技巧　参见美容心理学相关书籍。

（二）讲解

1. 讲解美容项目的功效、原理　用既专业又通俗易懂的语言为顾客讲解美容项目的功效和原理，使顾客了解该项护理的科学性、合理性，增加其信赖感。

2. 讲解美容项目的方法、步骤　详细讲解美容项目的方法、步骤，讲明这样做的理由，如需使用仪器，还应将仪器的工作原理及功能讲清楚，以赢得顾客的理解和信任，使顾客更好地配合美容师。

3. 介绍所用产品　向顾客介绍护理疗程中所用产品的特性、功效和安全性，如产品的质量认证、以往顾客的反馈意见等，让顾客放心使用该产品。

4. 讲清美容护理的时间安排　向顾客介绍每次护理所需时间及间隔时间，请顾客配合。

5. 讲解美容项目的效果　向顾客讲解美容项目的效果时，应讲清大概多长时间能见效、护理期间需顾客配合的理由，让其定期来做护理。

（三）解答疑难

顾客在治疗过程中常常会向美容师提出一些美容疑难问题，这就需要美容师综合运用美容专业知识进行分析、解答。很多顾客抱着立即或短时间内见效的心理去做美容，主观认为立竿见影才是做美容应该达到的奇效，否则就会质疑，如"我做了水光针项目以后，为什么皮肤还是很干燥，肤色还不白"等问题，遇到这种情况，美容师应根据美容原理以及皮肤生理特性进行讲解，引导顾客尊重科学。

（四）纠纷处理

通常情况下，出现纠纷的原因是效果不佳或出现过敏反应等，顾客遇此种情况，会将他们的疑问和不满表达出来，有的会情绪激动地向美容师"讨说法"，纠纷便产生了。

1. 如何避免纠纷　当顾客对效果不满意或遇到暂时性反应时，会提出退款甚至赔偿要求，在得不到满意答复时会产生负面情绪，与美容师发生争执，进而引起纠纷。那么如何才能有效避免这种纠纷呢？

（1）礼貌待客，建立好感　若美容师与顾客第一次见面就留下好的印象，并与顾客建立一定程度的感情，即使顾客有不满情绪，也会心平气和、就事论事地处理；反之，顾客则可能会态度强硬地提出不合理的要求。因此，美容师应尽力使自己成为顾客信任和喜欢的人。

（2）功效讲解适度，不宜夸张　要客观、适度地介绍美容项目的功效，不能过于夸张，以免引起顾客过高的期望，为纠纷留下隐患。

（3）随时观察，及时调整　在护理期间应随时观察顾客的皮肤状态，一旦发现问题，应及时向顾客解释原因，并做出妥善处理。

2. 处理纠纷　任何一家美容院都可能遇到与顾客发生纠纷的情况，无论发生纠纷的原因是什么，责任在谁，美容师都应首先反省自己的工作，积极化解矛盾，以维护美容院的声誉，避免不必要的损失。

（1）耐心倾听顾客的诉求　顾客投诉时多带有怨气和对立情绪，需要发泄，这时作为接待的美容师应耐心倾听顾客的诉求。顾客只有在发泄完情绪后，才会静下心来沟通。从心理学上讲，这是所谓的"心理净化"现象。因此当顾客在发泄时，美容师应给予热情接待，体谅顾客心情，耐心倾听，轻言细语地进行疏导。

（2）充分道歉，让顾客知道自己已经了解其问题　道歉并不是主动承认错误，而是表明一种态度，可以表明美容院对顾客的诚意。即使错误不是由美容师造成的，也应道歉。应让顾客看到自己解决问题的态度和诚意。

（3）收集信息　美容师在倾听顾客诉求并进行道歉后，还应通过提问的方式收集足够信息，以便帮助顾客解决问题。首先可以询问顾客的身份信息，如姓名、联系方式等，然后请顾客详细描述所发生的事情及经过。在顾客讲述时，美容师应通过自己的专业知识，迅速从她的话语中捕捉与问题相关的信息。收集信息的过程还包括对事情进行核实、分析，找出引起纠纷的原因，弄清问题是由于美容师工作失误，还是顾客对美容护理的误解引起。若是美容师的原因，则需要提出一个双方均可接受的解决问题的方案；若是因顾客对美容护理的误解引起，则应向顾客详细讲解美容项目的原理、过程以及可能出现的问题和解决办法，让顾客放心接受护理。

（4）及时给出解决方案 若是由于美容师工作失误出现的问题，美容师不应回避责任，应真诚道歉并迅速采取措施，婉转地澄清事实，及时向顾客做出解释说明，取得顾客的谅解和合作，并提出处理方案，将处理时间告知顾客，使其安心。解决问题的方法包括退（换）产品、打折、免费赠品等，应根据问题的严重程度及公司相关规定来处理。

任务二 皮肤护理实施流程

面部皮肤长年累月暴露在空气中，受到紫外线照射及空气中尘埃、细菌等有害物质刺激，加上自身分泌的油脂、汗液及代谢的死细胞等因素，会影响皮肤正常功能，甚至引起皮肤感染及痤疮，导致皮肤提前衰老。正确的面部皮肤护理可以清除皮肤表面污垢、分泌物，保持汗腺、皮脂腺分泌物排出畅通，防止细菌感染。洁肤可使皮肤得到放松、休息，以便充分发挥皮肤的生理功能，使皮肤呈现青春活力；亦可调节皮肤 pH 值，使其恢复正常酸碱度，保护皮肤。

面部皮肤护理的每个流程都有其不同的目的、作用及效果，操作流程应根据护理目的不同而设定，各流程之间相辅相成，但又不是一成不变的，应进行优化整合。完整的面部皮肤护理实施流程包括准备工作、清洁皮肤、按摩皮肤、敷面膜和基本保养等。有序的工作是完美服务的基本保证，美容师应严格按照护理流程实施操作。

一、准备工作

（一）美容师准备

化淡妆、着工作服、穿工作鞋、戴口罩、去首饰、修剪指甲、洗手、消毒双手。

（二）用物准备

1. 美容床准备 在顾客到来之前应检查美容床是否安全，调整美容床位置、角度，床头部稍微抬起（不得高于30°），让顾客以最舒适的姿势接受护理。更换床上用品，用一条大毛巾横向铺盖美容床头，将两条消毒后的毛巾放置于床头部。

2. 护理产品准备 美容师根据顾客护理项目准备护理用品、用具，放在随手可取的工作台或手推车上，排列整齐。摆放应注意以下三点。

（1）手推车上层 桌面先放一条消毒毛巾，分前后两排使用。前排摆放消毒工具，如镊子、棉棒、调勺、面膜碗、棉片、纸巾、痤疮针、一次性洗面巾或海绵等。后排放护肤产品，从右至左按皮肤护理流程依次摆放75%乙醇或其他有效消毒杀菌液、卸妆产品、清洁产品、去角质产品、按摩膏、护肤品（精华素、眼霜、日霜、防晒霜）等。

（2）手推车中层 桌面放置洗脸海绵或洗脸小毛巾两块，两个内盛34～38℃温水的面盆，面盆内的水不应太满，一般不超过面盆的1/2，以免洒出。

（3）手推车下层 放用过的物品。

3. 美容仪器、设备准备 检查美容仪器、设备电路是否通畅，运转是否正常，并将仪器、设备配件及附属用品配齐、消毒、就位。

（三）环境准备

保持护理间空气清新，室温一般控制在 24～26℃，光线柔和，选择顾客喜欢的背景音乐。

（四）顾客准备

协助顾客换拖鞋，告知顾客将饰物（如戒指、项链、手镯等）取下放进衣柜锁好。必要时协助顾客沐浴、更换美容服，让顾客取仰卧位躺在美容床上，包头、铺肩巾。

1. 包头

（1）将毛巾长边向下折叠 2cm 左右，垫在顾客头下，让顾客头躺于毛巾中央，折边中部与后发际平齐。

（2）右手拿起折边右角，沿发际从耳后往左方拉紧至额部压住头发，左手掌配合将头发收拢至毛巾下包住。用同样方法拉起毛巾左角，往右方压住发际头发，然后将毛巾左角塞进折边内固定好（图 2-1）。

（3）将顾客耳朵抚平，双手四指扣住毛巾边缘，轻轻将包好的毛巾向后拉至发际。

（4）检查毛巾松紧度是否合适。

2. 铺肩巾　将长毛巾一边斜放在顾客胸前，另一端呈"V"形反折，注意盖住顾客衣领，以免弄脏衣领；若顾客已穿露出肩和前胸的美容服，只需用毛巾长边将美容服平行遮住即可（图 2-2）。

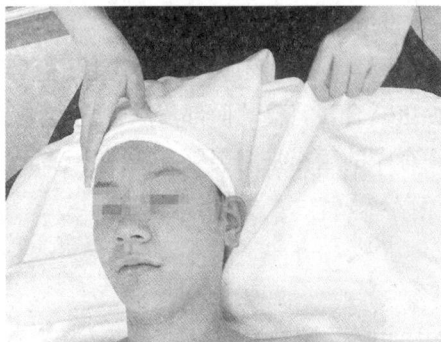
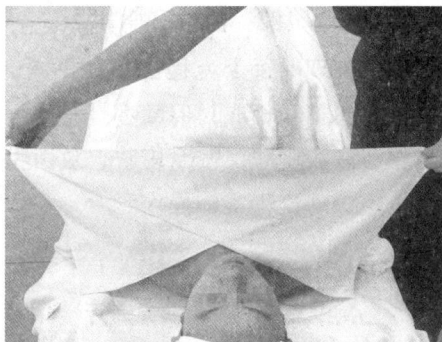

图 2-1　包头　　　　　　　　　　　　图 2-2　铺肩巾

二、清洁皮肤

清洁皮肤主要是为了清除皮肤表面的污垢，如灰尘、细菌、残留化妆品、汗液、油脂、老化角质等，保持汗腺和皮脂腺分泌通畅，促进新陈代谢和营养物质吸收，是顾客在接受皮肤分析前必须完成的步骤。清洁皮肤是护肤品吸收、取得良好护理效果的前提，具体包括卸妆、表层清洁和深层清洁。

（一）卸妆

卸妆是利用卸妆液、洁面霜等卸妆产品，去除面部彩妆的过程。卸妆是皮肤清洁的第一步，可将面部彩妆，如粉底、眼影、睫毛膏、唇膏等彻底清除。彩妆中的粉底、色素多为油性，附着于皮肤表面，不易脱落，难以清洗，使用专业卸妆产品才能清除，而不能用洗面奶代替卸妆产品。

1. 卸妆用品　卸妆产品有卸妆油、卸妆乳、卸妆水等。卸妆用物包括面巾纸、小棉片、棉签等。

2. 卸妆程序　依次卸除睫毛膏、眼线、眼影、眉色、唇膏（口红）、腮红、粉底。

（1）湿敷眼部　取蘸有卸妆产品的棉片敷于眼部，双手食指、中指、无名指轻压棉片，让棉片紧贴眼部皮肤，保证卸妆产品能够充分溶解彩妆。

（2）卸睫毛膏、眼线　取一块小棉片，滴上卸妆产品，请顾客闭上眼睛，将小棉片置于顾客下眼睑、睫毛下，左手固定棉片，右手拿棉签蘸取卸妆产品，从睫毛根部顺着睫毛生长方向滚动擦拭睫

毛膏，直至卸除干净。更换棉签，蘸取卸妆产品，从内眼角
向外眼角擦拭眼线部位。若画有下眼线，请顾客睁开眼睛并
向上看，用同样方式进行擦拭。

（3）卸眼影、眉色　取两块蘸有卸妆产品的棉片，一块
由内眼角向外眼角擦拭上眼睑眼影；另一块由眉头往眉尾擦
拭，卸除眉色（图2-3）。

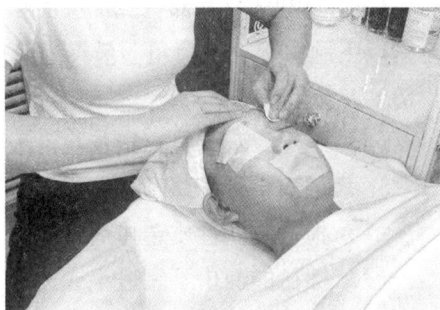

（4）卸唇膏　取一块蘸有唇部卸妆产品的棉片，敷在唇
部，在湿敷过程中手指轻压棉片，让卸妆产品充分溶解唇膏，
左手指固定左嘴角，右手用棉片从左向右擦拭嘴唇，再按唇
部纹理上下擦拭，分别卸除上、下唇部妆容。

图2-3　卸眼影

（5）卸腮红和粉底　手持两块蘸有卸妆产品的棉片，按照"面部12条线"进行擦拭：上眼睑至
太阳穴；下眼睑至太阳穴；鼻子三条线；额头三条线；鼻翼至耳上；人中、嘴角至耳中；下颌至耳下
缘。擦拭动作沉稳、连贯，棉片与皮肤贴服，每条线间尽可能重叠，不留空隙。

3. 卸妆要求与注意事项

（1）卸妆要彻底。

（2）眼部皮肤比较敏感，操作要轻柔。

（3）卸妆时注意不要让产品流入顾客口、眼、鼻中。

（二）表层清洁

表层清洁是继卸妆之后清洁皮肤的过程。卸妆主要清除面部的彩妆及污垢，卸妆后，面部会有少
许彩妆和卸妆产品残留；面部皮肤自身分泌的油脂、汗液，脱落的角质细胞（死皮）以及空气中的
漂浮物、细菌等会吸附在皮肤表面，影响皮肤细胞代谢、堵塞毛孔，从而影响皮肤正常生理功能，导
致皮肤晦暗、无光泽，甚至会引发皮肤过敏、发炎、痤疮及斑疹等皮肤问题。因此，面部皮肤清洁非
常重要。

1. 表层清洁用品　清洁产品有洁面皂、洗面奶、洁面啫喱、泡沫洁面乳等。清洁用物有面巾纸、
面盆、水。

2. 表层清洁程序

（1）湿巾擦拭面部　用湿面巾将面部擦拭一遍，擦拭顺序为额头→鼻梁（鼻侧）→面颊→下
颌→颈部。

（2）五点分布法　取适量洗面奶，用右手美容指（中指和无名指）将适量洗面奶均匀点涂于额
头、脸颊（两侧）、鼻子、下颌。

（3）展开洗面奶　双手掌交替拉抹下颌。双手四指向下打圈，圈揉面颊。双手美容指揉洗鼻翼
和鼻沟。双手手心拱起在眼周向外打圈。双手掌交替横抹额部。抹开动作要服贴、轻柔，泡沫型洗面
奶在手心打泡后，直接在脸上展开。

（4）下颌、颈部　颈部结构较为复杂，因此在清洁时需双手四指关节彻底放松，轻柔地接触皮
肤，切忌小面积用力，以免引起刺激和不适。从顾客颈部开始，双手四指轻柔地交替拉抹至下颌，往
返两遍即可。

（5）口周、鼻周、鼻部　双手美容指沿鼻沟向下推至下颌，双手拇指上下推洗口周。双手美容
指在鼻翼、鼻沟向下打圈揉洗，上下拉推鼻侧（上不超过眉毛，下不低于鼻翼）。

（6）额部　额部面积较大，可用双手食指、中指、无名指、小指四指指腹进行操作。分别以眉
心、额中心、发际线中线为起点，由内向外分三行打圈至太阳穴。

（7）面颊部及耳部　此部位面积较大，可用双手食指、中指、无名指、小指四指指腹进行操作。分别以下颌中部、两嘴角、鼻翼为起点，大致分三行向耳根部、耳中部及耳上部进行打圈清洁，最后再清洁耳部。

（8）眼周　双手美容指指腹沿眼眶（眉心—眉骨—眼下）由内向外打圈按摩。

3. 表层清洁注意事项

（1）根据皮肤性质选择适宜的清洁产品。

（2）擦拭的面巾不宜过干或过湿。

（3）操作时应注意动作轻柔、轻快，每个动作 3～5 遍，清洁产品在皮肤表面停留时间不宜过长，2～3 分钟为宜。

（4）护理时沿肌肤纹理走向，不可上下来回反复，每个动作之间衔接均应以轻快的按抚为主。

（5）避免清洁产品进入顾客口、鼻、眼。

（6）结束时，应注意将清洁产品彻底清洗干净。

（三）蒸面

蒸面不仅可以起到冷、热效应，也可达到辅助清洁皮肤的效果。常选用离子喷雾仪，又称奥桑喷雾仪，由蒸汽发生器和臭氧灯构成。蒸汽发生器中的电器元件将玻璃烧杯内的离子水烧开，产生蒸汽从导管口喷出，呈雾状，而臭氧灯一般设置在导管口，气体通过时将其产生的臭氧带出，具有破坏微生物核酸、蛋白质的作用。有的离子喷雾仪专门设置了制冷器，喷出的雾状气体温度低于体温。因此，在工作中，美容师需要根据顾客的皮肤状态及季节来选择喷雾仪。

1. 喷雾仪的作用

（1）热蒸汽喷雾仪的作用

1）清洁皮肤，扩张毛孔，便于清除毛孔内的污垢。

2）软化角质细胞；增加皮肤通透性，补充细胞中水分。

3）促进血液循环、扩张毛孔，提高皮肤的吸收能力。

热喷主要用于油性皮肤、痤疮性皮肤、中性皮肤的清洁。

（2）冷气喷雾仪的作用

1）收缩毛孔。

2）抑制黑色素细胞，淡化色斑。

3）使皮肤血管收缩，降低皮肤表面温度，消除炎症红肿，使组织充血减轻。

4）降低皮肤敏感性，起抗过敏作用。

冷喷一般用于做面膜或冷敷过程中，适合任何皮肤，尤其是色斑、松弛、敏感性皮肤和毛细血管扩张性皮肤。

2. 喷雾仪操作方法

（1）烧杯中注入自来水（水量不可超过上限水位指标或低于下限水位指标）。

（2）接通电源，打开红色开关，热喷预热 5～6 分钟后即有雾状气体产生，冷喷打开开关即有气雾；如需杀菌消毒，则按下紫外线灯开关，使之产生奥桑蒸汽。

（3）为防止水滴入顾客眼内，眼部应盖上湿润的消毒棉片，待蒸汽均匀喷出后再将仪器移至面部。皮肤性质不同，离子喷雾仪使用时间、喷口与面部的距离也有所不同。一般情况下各类皮肤喷雾时间在 10 分钟左右，最长不能超过 15 分钟，见表 2-1。

（4）使用完毕后，关闭开关，切断电源。

表 2 − 1　离子喷雾仪使用时间和距离

皮肤性质	使用时间（分钟）	距离（cm）
中性皮肤	3 ~ 5	25 ~ 30
油性皮肤	5 ~ 8 + 奥桑	20 ~ 25
痤疮皮肤	8 ~ 10 + 奥桑	20 ~ 25
干性皮肤	3	30 ~ 35
敏感性皮肤	3	35
色斑性皮肤	5 ~ 8	30 ~ 35
毛细血管扩张性皮肤	3 ~ 5	35

3. 蒸面注意事项

（1）清洗盛水杯、注入纯净水、固定水杯、检查仪器状态、接通电源、打开开关、仪器预热等，应在操作前做好。

（2）蒸汽未喷出前，喷头勿对准顾客；蒸汽喷出后要稳定 1 分钟左右，确认没有水喷出方可将喷头移向顾客。

（3）盛水杯必须每天清洗，注入纯净水时要注意上下警戒线。

（4）水沸腾后或操作期间禁止加入大量冷水，以免水杯破裂和喷嘴滴水。

（5）正常皮肤、色斑性皮肤不能打开奥桑灯，以免诱发或加重色素沉着。

（6）奥桑灯使用时间不宜超过 5 分钟。

知识链接

其他皮肤清洁仪

1. 深层铲皮美容仪　通过超声波高频振动，将毛孔深层的污垢及油脂导出，起到深层清洁作用。

2. 超微小气泡皮肤清洁仪　属深层清洁设备，深层清洁皮肤的同时也能供给治疗部位营养。治疗原理是通过真空负压形成真空回路，将超微小气泡和营养液充分结合，通过特殊设计的螺旋形吸头直接作用于皮肤，且能够保持超微小气泡长时间接触皮肤，促进剥离作用。超微小气泡与吸附作用相结合，可在完全没有疼痛的状态下，深层洁面、祛除老化角质细胞、祛除皮脂，彻底清除毛囊漏斗部的各种杂质、螨虫及油脂残留物，同时使毛囊漏斗部充满营养物质，为皮肤提供持久的营养，使皮肤湿润、细腻、有光泽。

（四）深层清洁

深层清洁也称去角质、脱屑、去死皮，即去除表皮层过多堆积的、已经完全角化死亡的细胞。随着皮肤自我更新，新生细胞不断生长，最外层角化细胞不断脱落；但随着年龄增长，皮肤新陈代谢速度变缓，角质细胞脱落变慢，或日常护理方式不正确，角质细胞在皮肤表层堆积过厚，皮肤会变得粗糙、晦暗甚至出现痤疮，影响皮肤外观及健康。脱屑是借助人工去死皮的方法，去除堆积在皮肤表层的角质细胞，使皮肤更好地吸收各种营养物质。

1. 脱屑方式分类　分为自然脱屑、物理性脱屑和化学性脱屑三类。

（1）自然脱屑　指表皮细胞经一定时间生长，由基底层逐渐到达皮肤表面角质层，变为角化死亡细胞而自行脱落，这是通过皮肤自身新陈代谢过程来完成的，一般为 4 周。

（2）物理性脱屑　指使用物理方法摩擦皮肤表层，使表皮角质层细胞发生移位、脱落的方法。常用产品有磨砂膏、撕拉型深层清洁面膜。此脱屑方法对皮肤刺激性较大，适用于健康皮肤。

（3）化学性脱屑　将含有化学成分的去死皮膏、去死皮水、去死皮啫喱、去角质膏或者果酸涂于皮肤表面，使附着于皮肤表层的角质细胞变软从而易于拭去的方法。此脱屑方法对皮肤刺激性较小，适用于干性、衰老性皮肤和敏感性皮肤。

2. 脱屑操作方法 在深层清洁去角质前应先蒸面，使角质软化，同时使毛孔打开，便于清洁毛孔污垢。

（1）物理性脱屑 表层清洁、蒸面结束后，取适量磨砂膏分别点涂面部5点，然后均匀抹开。用双手美容指蘸水，打小圈轻轻按摩额部、鼻部、口周、下颌、双颊。干性、衰老性皮肤脱屑时间短，油性皮肤、T区脱屑时间稍长；眼周皮肤不做脱屑。整个过程以2~3分钟为宜，最后将磨砂膏彻底清洗干净。

（2）化学性脱屑 表层清洁、蒸面结束后，用纸巾垫于面部周围。将去死皮膏（液）均匀薄涂于面部，避开眼周。停留片刻（时长参照产品说明，约半分钟）。一手美容指微微撑开局部皮肤，另一手美容指以打圈方式轻轻地揉搓，方向为由下往上、从中间向两边。最后用湿面巾纸将去角质膏和角质细胞擦拭干净。

3. 脱屑注意事项

（1）根据顾客皮肤性质选用脱屑方法与产品。

（2）脱屑前应先蒸面或敷面，使角质软化同时打开毛孔，便于清洁毛孔深层内污垢。

（3）脱屑以T区为主，两颊视情况而定，眼周禁止脱屑。

（4）皮肤发炎、外伤、严重痤疮、特殊脉管状态等问题皮肤均不适合脱屑。

（5）脱屑的间隔时间要根据季节、气候、皮肤状态而定，不可过勤，以免损伤皮肤。一般油性皮肤1~2次/月，中性、干性皮肤1次/月，敏感性肌肤慎做脱屑。

（6）动作熟练轻柔，脱屑后要彻底清除残留物。

三、按摩皮肤

按摩是皮肤保养中最重要的一个环节，它不是简单地揉搓，而是在掌握一定技巧的基础上，顺应肌肤纹理走向操作。在中医理论中，面部皮肤与各脏腑相呼应，同时与全身经脉相连，也可以体现脏腑的功能状态。面部按摩也能使面部气血充盈，肤色红润，同时结合面部穴位点压（点按），给人以舒适感，改善微循环的同时，可辅助治疗头面部病痛。详见本书模块二项目五任务一。

四、敷面膜

面膜是以洁肤、护肤和美容为一体的多用途化妆品。通过在面部敷抹面膜并停留一定时间，使其与肌肤充分接触，形成一层薄膜，然后将膜撕下或用清水洗掉，以达到护肤目的。详见本书模块二项目五任务三。

五、基本保养

面膜养护结束之后，整个面部护理操作就基本结束，此时需要进一步滋养皮肤，做好防护工作。应依次使用爽肤水、眼霜、精华液、乳液、面霜、防晒隔离霜。

六、结束工作

1. 协助顾客 拆开包头巾，取下肩巾，扶顾客起身，按揉肩背；戴手套拿出拖鞋，引导顾客下地；引导顾客更衣、整妆（整理头发、补妆）。

2. 结账与送客　给顾客引座，品尝糖水、花茶等；与顾客沟通（内容因人而异）；引导顾客到收银台结算；预约或提醒下次护理时间；护理后登记，包括会员预约单、会员档案、满意度评估、工作单、收银单，主要登记会员进行消费的情况、项目信息、赠送信息等。

3. 环境整理　拆除用过的床单、毛巾（放入用过物品筐），恢复美容床至待客状态；整理美容推车、废品篓，清理周围环境，将用品用具清洗好并归位；进行仪器清洁和保养，将其归位。

4. 跟踪回访　对新顾客在第一次护理后 1～2 天，一定要进行回访。可通过电话、微信等方式咨询顾客护理后的感受，提醒顾客家居护理注意事项，预约下次到店时间。对于会员级顾客要进行定期回访，表示关心、介绍新项目、交流美容养生经验等。

目标检测

答案解析

单项选择题

1. 关于美容院前台接待美容师职责要求，描述不正确的是（　）

　　A. 形象得体　　　　B. 熟悉业务　　　　C. 精神状态饱满　　　　D. 制订护理方案

2. 清洁皮肤最适宜的水温是（　）

　　A. 34～38℃　　　　B. 38℃以上　　　　C. 28℃以下　　　　D. 28～37℃

3. 冷喷一般适合的皮肤类型是（　）

　　A. 中性　　　　B. 油性　　　　C. 干性　　　　D. 任何皮肤

4. 磨砂膏的操作时间是（　）

　　A. 2～3 分钟　　　　B. 3～4 分钟　　　　C. 4～5 分钟　　　　D. 5～6 分钟

5. 关于表层清洁注意事项，说法错误的是（　）

　　A. 根据皮肤性质选择适宜的清洁产品

　　B. 擦拭的面巾不宜过干或过湿

　　C. 操作时应注意动作轻柔、轻快，一般以 2～3 分钟为宜

　　D. 护理时沿肌肤纹理走向，可上下来回反复

6. 用磨砂膏做面部脱屑，脱屑时间可以稍长一些的部位是（　）

　　A. 两颊　　　　B. 口周　　　　C. 颈及耳后　　　　D. T 区

7. 面部卸妆的基本顺序依次是：睫毛→（　）→唇

　　A. 眉→眼线→眼影　　B. 眼影→眼线→眉　　C. 眼线→眼影→眉　　D. 眉→眼影→眼线

8. 毛巾包头法是将长毛巾长边向下折叠 2cm 左右垫在顾客头下，让顾客头躺在毛巾中央，折边在（　）部与后发际平齐

　　A. 上　　　　B. 前　　　　C. 中　　　　D. 下

（韩　琼）

书网融合……

重点小结　　　　习题

项目三 分析皮肤

PPT

学习目标

知识目标：通过本项目的学习，应能掌握各类型皮肤的测试特征；熟悉常用的皮肤测试方法及皮肤分析程序；了解皮肤诊断分析报告。

能力目标：能运用所学皮肤测试方法对顾客皮肤进行测试，并正确判断皮肤类型。

素质目标：通过本项目的学习，培养敏锐的观察力和判断力，树立一丝不苟、严谨细致的工作作风，具备求真务实的精神。

情境导入

情境：小杨，女，28岁，平时面部护理为洗面奶清洗、乳液、防晒霜，日常饮食喜辛辣，经常熬夜，最近发现眼周、口周和颈部出现了细纹，且容易脱皮、过敏，皮肤表面没有光泽，到店做皮肤检测。洗面后，小杨皮肤紧绷感约在洗脸后40分钟消失，皮肤较薄、干燥、不润泽，可见细小皮屑，皱纹较明显，皮肤松弛、缺乏弹性；用纸巾擦拭，纸巾上基本不沾油渍；在美容放大镜下，肌肤纹理较细，皮肤毛细血管和皱纹较明显；用美容透视灯观察，部分皮肤为青紫色；美容光纤显微检测显示肌肤纹理明显，无湿润感，可见咖啡色斑点。

思考：1. 美容师对小杨采用了哪些皮肤测试方法？

2. 小杨的皮肤类型是什么？

任务一　皮肤测试方法及特征

一、常用的皮肤测试方法

掌握不同皮肤类型的特点是美容师进行皮肤分析的前提。只有依据皮肤特点才能准确判断出皮肤状况，才能为制定皮肤护理方案提供依据。所以，使用相应的皮肤测试方法对皮肤进行分析、判断是每一个美容师必须掌握的基本技能。

（一）目测法

目测法（望法）是美容师用自己的双眼对顾客皮肤进行观察、判断的方法。

1. 必备条件

（1）在自然光下或白炽灯光下观察。

（2）顾客须卸妆，并用洗面奶清洁面部，吸干水分，10分钟后再观察。

2. 目测要点

（1）观察皮肤清洁后的紧绷感　计算紧绷感消失的时间。美容师可根据紧绷感消失时间的长短来判断皮肤类型。

（2）观察肤色、纹理、毛孔　美容师观察顾客肤色、皮脂分泌的情况，皮肤的湿润度、毛孔状态、纹理、肤质、瑕疵、血液循环状况、敏感情况和特殊病变，根据这些状态判断皮肤类型。

（二）纸巾擦拭法

1. 操作方法 彻底清洁皮肤后，不用任何护肤品，2 小时后用干净的吸油纸分别轻按颈部、面颊、鼻翼和下颌等处，观察纸巾上油污的多少。

2. 注意事项 此法只适合家庭自我检测、参考使用。

（三）触摸法

触摸法（触法）是美容师通过用手触摸顾客面部的皮肤，根据手部感觉进行分析判断的方法。

1. 触摸方法

（1）美容师用美容指指腹触摸顾客面部皮肤或轻轻地弹拍皮肤。

（2）用拇指、食指轻轻地捏起皮肤。

（3）用手背触及皮肤。

2. 触摸内容

（1）柔韧度 指腹触摸皮肤感觉细腻滋润为柔韧度好，反之则为粗糙、干涩、质硬、黏腻。

（2）弹性 指腹按下又抬起时皮肤随指腹弹起为弹性好，反之则迟于指腹弹起。

（3）皮肤厚度和韧性 捏起皮肤时手部感觉皮肤厚薄程度，捏提皮肤较难提示皮肤韧性大、紧致，捏提较容易提示皮肤韧性小、松弛。

（4）皮表温度 与美容师手温对比（注意美容师的手温是常温情况下的手背温度）。

（四）放大镜灯法

借助放大镜灯来观察、分析皮肤的方法。

1. 必备条件

（1）顾客卸妆、洁肤后，采取坐位或仰卧位，闭上双眼或用棉片遮住眼睛。

（2）放大镜灯的灯面对着顾客，放大镜镜面与顾客的面部平行，不要有角度。

2. 观察重点 着重观察顾客肌肤纹理、毛孔状态、粉刺性质、面部瑕疵。

（1）肌肤纹理 细腻或粗大，是否形成皱纹。

（2）毛孔状态 毛孔明显或不明显，毛囊口是否有"死皮"堆积。

（3）粉刺性质 白头粉刺是否发红；黑头粉刺大小、颜色、皮脂栓的深浅、是否有脓疱。

（4）面部瑕疵 斑、痣的大小、颜色、是否高出皮肤。

（五）皮肤测试仪法

皮肤测试仪（伍德氏灯或吴氏灯）法是利用吴氏灯灯光对不同皮肤反射光不同的特点判断、分析皮肤的方法。

1. 必备条件

（1）顾客卸妆、洁肤，待紧绷感消失后，采取坐位或仰卧位，闭上双眼或用棉片遮住眼睛。

（2）吴氏灯有手握式、箱式，如果是手握式，要在黑暗环境下操作。

2. 不同皮肤在吴氏灯下显示表象不同 具体参见本任务"三、美容仪器检测"。

（六）美容光纤显微检测仪观察法

美容光纤显微检测仪是利用光纤显微镜技术，采用新式的冷光设计，清晰、高效的彩色或黑白电脑显示屏，使顾客目睹自身皮肤或毛发状况，由于该仪器具有足够的放大倍数，一般为 50～200 倍，可直接观察皮肤基底层。

（七）虹膜观察法

虹膜观察法是一种新型的肌肤与身体健康状况的检测方法。专业检测分析系统利用专用虹膜检测仪将显微测试图输入电脑，然后进行分析，可以观察到先天体质的强弱，推测身体在生化上的需求、目前的健康程度以及药物、色素、毒素累积的情况。美容师可根据分析出的健康状况为顾客提供相应的护理方法。

二、不同类型皮肤的测试特征

1. 中性皮肤

（1）洗面观察法　皮肤紧绷感约在洗脸后30分钟消失，皮肤既不干也不油，面色红润，皮肤光滑细嫩，富有弹性。

（2）纸巾擦拭法　纸巾上油污面积不大，呈微透明状。

（3）美容放大镜法　肌肤纹理不粗不细，毛孔细小。

（4）美容透视灯观察法　皮肤大部分为淡灰色，小面积有橙黄色荧光块。

（5）美容光纤显微检测仪观察法　肌肤纹理清晰，没有松弛、老化迹象，毛孔细小，所成相片反光度不强。

2. 油性皮肤

（1）洗面观察法　皮肤紧绷感约在洗脸后20分钟消失，皮脂分泌量多而使皮肤呈现出油腻光亮感。

（2）纸巾擦拭法　纸巾上有大片油渍，呈透明状。

（3）美容放大镜法　毛孔较大，肌肤纹理较粗。

（4）美容透视灯观察法　皮肤上有大片橙黄色荧光块。

（5）美容光纤显微检测仪观察法　表皮过油，纹理不清晰，毛孔粗大，可见堵塞后形成白头或黑头。

3. 干性皮肤

（1）干性缺水

1）洗面观察法　皮肤紧绷感约在洗脸后40分钟消失，皮肤较薄、干燥、不润泽，可见细小皮屑，皱纹较明显，皮肤松弛、缺乏弹性，肤色一般较白皙。

2）纸巾擦拭法　纸巾上基本不沾油渍。

3）美容放大镜法　肌肤纹理较细，皮肤毛细血管和皱纹较明显。

4）美容透视灯观察法　大部分皮肤为青紫色。

5）美容光纤显微检测仪观察法　肌肤纹理明显，无湿润感，可见咖啡色斑点。

（2）干性缺油

1）洗面观察法　皮肤紧绷感约在洗脸后40分钟消失，皮脂分泌量少，皮肤较缺乏光泽。

2）纸巾擦拭法　纸巾上基本不沾油渍。

3）美容放大镜法　肌肤纹理较细，毛孔细小、不明显，常见细小皮屑。

4）美容透视灯观察法　大部分皮肤为淡紫色，有少许或没有橙黄色荧光块。

5）美容光纤显微检测仪观察法　肌肤纹理明显，毛孔细小、不明显，稍有湿润感。

4. 混合性皮肤

（1）肉眼观察法　在面部T区呈油性，其余部位呈干性。

（2）纸巾擦拭法　T区呈油性，其余部位呈干性。

（3）美容放大镜法　T区毛孔粗大，肌肤纹理粗；其余部位毛孔细小，有细小皱纹，常有粉状皮屑脱落。

（4）美容透视灯观察法　T区常见大片橙黄色荧光块，其余部位呈淡紫色。

（5）美容光纤显微检测仪观察法　T区的纹理看不清楚，有油光，毛孔粗大；眼周及脸颊处纹理较明显，没有油光现象；鼻周及下颌处有颗粒阻塞物。

5. 敏感性皮肤

（1）肉眼观察法　皮肤薄、粗糙、有皮屑，局部微红、红肿、有包块。

（2）美容放大镜法　皮肤毛孔紧闭、细腻、表面干燥缺水，能看到丘疹，毛细血管表浅，可见不均匀潮红。

三、美容仪器检测

随着社会经济的快速发展、科学技术的突飞猛进，美容仪器已成为美容养护和美容修复中不可或缺的辅助工具。人们根据不同皮肤性质及状况，选用适宜的美容仪器进行皮肤检测，为皮肤护理方案的制定提供依据。下面介绍一些常用的美容仪器。

（一）美容放大镜

美容放大镜有台灯式、手持式、落地式（图3-1）三种。

1. 作用

（1）提供放大且不刺眼的照明光线，以便重复进行肉眼观察，详细检视皮肤的微小瑕疵。

（2）增加皮肤治疗的专业性：借助美容放大镜，可有效清除面部黑头、白头粉刺等。

2. 操作方法

（1）清洁面部，待皮肤紧绷感消失后，请被测试者闭眼，再用清洁纱布块盖住双眼，以免双眼被放大镜折射的光线刺伤。

（2）将放大镜对准被测试者皮肤，操作者俯身近距离观察皮肤纹理、毛孔等情况。

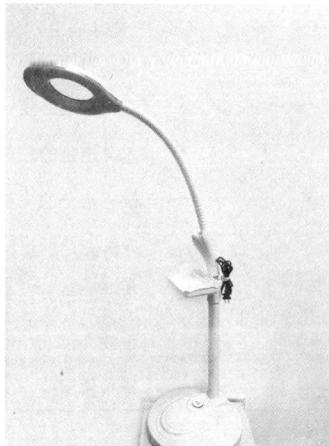

图3-1　落地式美容放大镜

3. 结果判断　见表3-1。

表3-1　美容放大镜下不同皮肤的特点

皮肤类型		镜下特点
干性皮肤	干性缺水性皮肤	①肤色一般较白皙；②皮肤干燥松弛、缺乏弹性，不润滑，无光泽；③肌肤纹理较细，毛孔小，皮肤毛细血管和皱纹均较明显；④常有粉状皮屑自行脱落
	干性缺油性皮肤	①皮肤干燥，但与干性缺水性皮肤比较，略有滋润感；②皮肤缺乏弹性且松弛，缺乏光泽；③肌肤纹理细致，毛孔细小、不明显，有皱纹，皮肤粗糙；④常见微小皮屑
中性皮肤		①面色红润而富有弹性，皮肤滋润光滑，既不干燥，也不油腻；②皮肤细嫩，无松弛、老化迹象；③表皮部位纹理清晰，肌理不粗不细，毛孔较细，无粗糙及黏滑感；④未出现粉刺
油性皮肤		①皮肤油腻光亮，颜色粗黄；②毛孔明显，肌肤纹理较粗，但不易发现皱纹；③皮脂分泌过多堵塞毛孔，形成白头粉刺；④皮脂被空气氧化可形成黑头，若被感染，则可形成痤疮甚至脓疱疮
混合性皮肤		在面部T区（额、鼻、口周、下颌）呈油性皮肤特点，其余部分呈干性皮肤特点
敏感性皮肤		①皮肤毛孔紧闭细腻，表面干燥缺水；②皮肤薄，粗糙，有皮屑；③顾客自觉红肿发痒，多能看到丘疹，毛细血管表浅，可见不均匀潮红

4. 注意事项

（1）观察前，被观察者必须彻底清洁面部皮肤。

（2）顾客的皮肤可能会受到季节、环境、气候以及本人的休息、健康状况等诸多因素的影响，观察时应以当时的皮肤状态为基准。

（二）美容透视灯

1. 工作原理 美容透视灯又称滤过紫外线灯，是由美国物理学家罗伯特·威廉姆斯·伍德（Robert Williarms Wood）发明的，也被称为吴氏灯或伍德灯。它是由普通紫外线通过含镍的玻璃滤光器制成，不同的物质在它的深紫色光线照射下会发出不同颜色的光，由此可判断皮肤情况。

2. 操作方法

（1）清洁面部，待皮肤紧绷感消失后，请被测试者闭眼，再用清洁纱布块盖住双眼，以免双眼被放大镜折射的光线刺伤。

（2）将放大镜对准被测试者皮肤，操作者俯身近距离观察肌肤纹理、毛孔等情况。

3. 结果判断 见表 3-2。

表 3-2　吴氏灯下皮肤状况

皮肤状况	吴氏灯下显像
皮肤角质或脱落细胞（死皮）	白色斑点
正常健康的皮肤（中性皮肤）	蓝白色荧光
水分不足的较薄皮肤	紫色荧光
缺乏水分的皮肤	淡紫色
水分充足的皮肤	很亮的荧光
皮肤深色斑点	棕色
油性部位或痤疮	黄色、粉红色或棕色
厚角质层	白色荧光

4. 注意事项

（1）检测前，被测试者皮肤应洗净，不涂任何护肤品或药物。

（2）美容透视灯应在暗室使用。

（3）被测试者不能直视透视灯光源，其皮肤或眼睛不能直接接触透视灯。

（4）透视灯使用时间不能过长，以免仪器过热，缩短使用寿命。

（三）皮肤检测仪

1. 工作原理 皮肤检测仪主要用于检测皮肤的性质，以便为皮肤病的治疗或美容护肤提供依据。皮肤检测仪由紫外线光管和放大镜两个部分组成。它是基于不同物质对光的吸收、反射差异的原理以及紫光的特点工作，不同性质的皮肤在吸收紫光后，会反映出各不相同的颜色，此时再用放大镜加以扩放，就能清晰鉴别出皮肤的不同性质。

2. 作用 通过观察皮肤的颜色，可测试皮肤的性质，并根据其性质制定相应的治疗和护肤计划。

3. 操作方法

（1）清洁皮肤后，请被测试者闭上双眼，再用棉片覆盖被测试者的眼部。

（2）美容工作者坐在被测试者对面，手持皮肤检测仪，灯管朝向被测试者，水平面置于被测试者面部，检测仪与面部间距为 15~20cm，打开紫光进行观察，测试时间不超过 2 分钟。

（3）仔细观察皮肤颜色特征，以便区别皮肤类型，检测完毕及时关闭开关，移开湿棉片后，再请被测试者睁开眼睛。

（4）根据颜色进行结果判断（表 3-3）。

表 3 - 3 皮肤检测判断标准

颜色	结果
青白色	健康中性皮肤
青紫色	干性皮肤
深紫色	超干性皮肤
青黄色	油性皮肤
淡黄色	粉刺化脓部位
橙黄色	粉刺皮脂部位
紫色	敏感性皮肤
褐色、暗褐色	色素沉着
亮点	灰尘或化妆品的痕迹
悬浮的白色	表面角质老化

4. 注意事项

（1）面部有色斑者不宜使用检测仪，以免促使原有色斑加重。

（2）测试前必须请被测试者闭上双眼，并用湿棉片盖住其眼部，以防视觉疲劳。

（3）测试时间最多不能超过2分钟，避免出现色斑。

（4）严格掌握检测仪与被测试者面部之间的距离，不能少于15cm，以免引起光敏性皮炎。

5. 皮肤检测仪的日常养护

（1）使用时注意轻拿轻放，以免紫光管被损坏。

（2）不要使用刺激性的清洁剂或有机溶剂清洁仪器。

（3）避免测试镜头接触油、蒸汽和灰尘。

（4）不能直接用水清洗，每天用干布擦拭仪器，放置于常温通风处，防止受潮。

（四）皮肤、毛发显微成像检测仪

1. 原理 皮肤、毛发显微成像检测仪是利用光纤显微技术，采用新式的冷光设计，再放大足够的倍数，通过彩色银幕直接观察局部皮肤基底层的细微情况，微观放大，及时成像，顾客可以看到自身皮肤与毛发的受损情况，因此，它又被喻为皮肤的CT。

2. 作用 同皮肤检测仪。

3. 操作方法

（1）接通电源，调整好镜头，用75%乙醇棉球消毒镜头。

（2）将镜头接近顾客受检部位，轻轻接触皮肤，显示屏即出现高清晰图像。

（3）如需留资料，可启动彩色影像印制机，使之印成相片。

4. 注意事项

（1）检测时皮肤应保持干燥，以免损伤镜头。

（2）受检部位皮肤不得涂抹任何化妆品。

（3）使用时注意轻拿轻放，避免碰撞损坏仪器。

（五）专业皮肤检测分析系统

1. 工作原理 随着科学技术水平的提高，相继出现了一系列高科技美容检测设备。专业皮肤检测分析系统就是利用专用pH检测仪、皮肤电子数字水分计、皮脂测试仪、弹性分析仪、色素测试仪和电子显微镜表面成像系统等，通过直接接触皮肤或将图像及相关参数输入电脑进行分析，准确而量化地诊断出皮脂膜的酸碱度、皮肤的水分和油脂含量、弹性强弱程度、皮肤的色素含量等皮肤的综合状况，帮助美容工作者及时发现顾客皮肤的各种问题，从而选择正确的处理方法。

2. 作用

（1）检测皮肤酸碱度　人体表面的皮脂膜，属于弱酸性。通过该测试仪所提供的皮肤 pH 资料和数据，可以帮助选择适合皮肤 pH 的护肤品，制订合适的护肤疗程。

（2）检测皮肤水分和油分　了解皮肤表面水分和皮脂分泌的状况，正确判断顾客皮肤的类型，判断皮脂腺是否分泌正常。

（3）测试皮肤水分流失情况　可以定量检测皮肤表面水分流失情况，以便确定保湿化妆品的效果，使皮肤处于最佳状态。

（4）检测皮肤弹性状况　该皮肤测试仪可分析顾客皮肤的弹性情况，也能间接检测各种增强皮肤弹性的方法是否有效。

（5）检测皮肤黑色素及血红素　可准确测出这两种色素的含量，有助于美容工作者观察肤色、色斑及色素沉着的形成和变化，以便评定养护效果，进而找到有效的养护方法。

（6）检测皮肤衰老状况　该皮肤测试仪可以通过分析皮肤表面的图像，提供皮肤皱纹、粗糙度等参数，从而分析皮肤衰老状况，为延缓衰老的美容护肤品及肌肤养护方法的功能评定提供科学依据。

3. 操作方法

（1）先在测试点上做一标记。

（2）将双面胶圈粘在探头上，掀去覆盖物。

（3）将平面测试探头垂直压在皮肤上，选择测试模式。注意探头与皮肤的接触，不能在皮肤上压得过紧，否则皮肤压入探头时可能擦伤透镜或在透镜上擦上油脂。压得过紧也会影响皮肤血液循环，从而导致测量结果出现误差。如果需要在皮肤上多毛的部位进行测试，则需剃掉测试区域的毛发，防止玻璃镜头被毛发或其附着物擦伤。

（4）测试完毕后会直接出现数据或有一个结果曲线出现在相应的显示器上，利用相关软件即可分析该曲线。

（5）在探头使用完毕后，及时盖上原来的保护盖。

4. 注意事项

（1）测试前，避免使用酸性或碱性的洁肤用品，以免影响测试结果。

（2）电极探头只能用来检测未受伤的皮肤。

（3）测试常在相同的室内条件下进行，即温度和湿度要保持恒定，只有这样才能对测试结果进行比较。较为理想的室内温度为 20℃左右，湿度为 40%～60%。

（4）被测试者需要经过约 10 分钟的自我调节，以便让活动后的血压恢复到正常水平，且强烈的情绪会引起出汗。过高的血压或出汗都会给测量结果带来误差。

5. 仪器保养

（1）探头不能受震动或碰撞，以防其内部的玻璃透镜被损坏。

（2）使用探头要小心，任何物品与玻璃透镜接触都将导致它的损坏。探头内部要保持清洁，探头内部不干净将引起测量结果不准确。

任务二　皮肤分析

一、皮肤分析的程序

（一）询问

按美容院顾客皮肤诊断、分析表所要求填写的内容，以交谈询问的方式让顾客进行自我介绍并做最基本的资料记录，为准确分析皮肤提供参考资料。

（二）肉眼观察

可以直接用肉眼观察来判断皮肤的大致情况，然后进行触诊，比如用拇指和食指在局部做推、捏、抹等动作，仔细观察皮肤毛孔、弹性及组织情况；或用手指掠过皮肤，感觉其粗糙、光滑、柔软程度等。如果顾客有化妆，一定要先卸妆，彻底清洁面部皮肤，并且待皮肤 pH 值完全恢复正常后，再进行皮肤分析。

（三）仪器观察

借助专业仪器检测皮肤，更加准确地判断皮肤的状况。

（四）分析结果与制订护理方案

根据皮肤检测结果分析皮肤，确定护理目的，制订护理方案。

二、皮肤分析的注意事项

1. 进行皮肤分析要以当时的皮肤状态为基准。
2. 在判断皮肤类型时应根据皮肤问题所占的比重做出相应的判断，以制订护理方案。
3. 超出美容范围的皮肤病不要擅自诊断，以免误诊。

三、制订护肤方案的目的

1. 能够对不同类型的皮肤及皮肤问题进行有针对性的护理，做到有的放矢。
2. 进行面部皮肤护理方案中的专业记录，可以帮助美容师为顾客制订系统的护理计划。
3. 面部皮肤护理方案是美容师实施操作的重要依据。

四、皮肤诊断分析报告的格式及要求

1. **顾客的基本情况**　包括姓名、年龄、职业、文化程度、家庭地址、联系电话等。

2. **既往美容护理情况**　常用护肤品、洁肤品、化妆品情况。

3. **顾客护肤及日常饮食习惯**　饮食爱好、易过敏食物等。

4. **健康状况**　是否妊娠、生育、服用避孕药、戴隐形眼镜、接受过手术及药物过敏情况、生理周期、既往病史等。

5. **面部皮肤基本情况**　水分、肤色、弹性、皮肤瑕疵等。

6. **护理方案与计划**　美容护理目标、护理要点、美容护理步骤等。

7. **护理记录或效果评价**　主要护理程序及方法、护肤品选择与建议、家庭护理状况等。

8. **备注或顾客意见**　记录顾客的要求、评价及每次所购买产品名称等。

附：皮肤诊断分析报告

皮肤诊断分析报告

姓名：杨××	性别：女	年龄：32	职业：×××
联系方式：××××××××	住址：×××		

顾客基本情况

1. 以前是否做过较大的手术：否	2. 是否曾患有严重的疾病：否
3. 目前的服药情况：无	4. 是否有相关过敏史：无
5. 平时面部护理方法及程序：洗面、乳液	
6. 以前接受过的面部美容护理情况（包括美容整形手术）：无	

7. 日常面部化妆情况（化妆用品）：口红、眉笔

8. 日常护肤品使用情况（品牌及用品）：××雅

9. 日常饮食习惯（油腻、清淡或辛辣等）：油腻

10. 平时生活习惯（睡眠、工作状态等）：经常熬夜

面部皮肤基本情况

1. 皮肤油脂分泌量　　较高☑　　适中☐　　较低☐

2. 皮肤水分　　　　　充足☐　　适中☑　　较低☐

3. 肤色　　　　　　　偏黑☑　　偏白☐　　偏黄☐　　偏红☐

4. 弹性　　　　　　　较好☐　　适中☑　　较差☐

5. 敏感情况　　　　　易敏感☐　不敏感☑

6. 皮肤瑕疵　　　　　痤疮☐　　色斑☐　　红血丝☐　　毛孔粗大☑　　皱纹☐　　其他：

顾客皮肤类型：混合性皮肤

顾客的需求或需要改善的皮肤状况

减少 T 区油脂分泌，平衡水分

家庭护理计划

1. 日间护理：油性洁面乳、爽肤水、防晒、乳液、眼霜

2. 晚间护理：卸妆液 + 油性洁面胶、爽肤水、眼霜

3. 每周护理：消炎、面膜、油脂平衡面膜，每周两次，可加眼膜，注意不同部位采用不同处理方法。

家庭护肤品的选择和使用建议

用清洁霜或洁面啫喱清洁 T 区油脂分泌旺盛部位，用洗面奶清洁两面颊干性或中性部位；T 区选择平衡油脂分泌的收敛性化妆水，两面颊选择保湿滋润的柔肤水；T 区选择 O/W 型的清爽乳液，两面颊可选择营养霜或滋润霜。

起居生活配合方法

定期使用面膜，不同的部位进行不同的选择，如 T 区油脂旺盛，有黑头情况，可选择平衡油脂分泌、溶解黑头污垢的面膜；两面颊可选用干性皮肤使用的面膜。

美容顾问签名：×××　　　　　　　　　　　　　　　　　诊断时间：×年×月×日

目标检测

答案解析

单项选择题

1. 采用美容光纤显微检测仪观察法，该仪器放大倍数一般为（　　），可直接观察皮肤基底层

　　A. 20～100 倍　　　　B. 50～100 倍　　　　C. 50～200 倍　　　　D. 100～300 倍

2. 顾客杨某，女，34 岁，面部皮肤吴氏灯下显像为紫色荧光。杨某皮肤状况属于（　　）

　　A. 正常健康的皮肤（中性皮肤）

　　B. 水分不足的较薄皮肤

　　C. 缺乏水分的皮肤

　　D. 水分充足的皮肤

3. 专业皮肤检测分析系统的作用是（　　）

　　A. 检测皮肤油分、水分及酸碱度

　　B. 检测皮肤黑色素及血红素

　　C. 测试皮肤水分流失情况、弹性状况及衰老状况

　　D. 以上均是

4. 在使用皮肤检测仪时，检测仪与面部间距为（　　）

　　A. 10～15cm　　　　B. 15～20cm　　　　C. 20～25cm　　　　D. 25～30cm

5. 皮肤分析的程序是（　　）

　　A. 询问、肉眼观察、仪器观察、分析结果与制订护理方案

B. 询问、肉眼观察、仪器观察

C. 肉眼观察、仪器观察、分析结果

D. 询问、仪器观察、分析结果与制订护理方案

6. 顾客李某，女，42岁，皮肤检测仪下面部颜色为褐色、暗褐色。李某的皮肤可判断为（　　）

A. 粉刺化脓部位　　　　　　　　　　B. 敏感性皮肤

C. 色素沉着　　　　　　　　　　　　D. 表面角质老化

（许家萍）

书网融合······

重点小结

习题

项目四 美容按摩基础理论

PPT

学习目标

知识目标：通过本项目的学习，应能掌握美容按摩的作用和美容按摩的标准手法；熟悉按摩的安全性原则和不适宜按摩的情况；了解按摩如何促进血液循环和肌肤健康。

能力目标：能运用所学手部提升训练知识，设计一套手部技巧提升训练方案。

素质目标：通过本项目的学习，具有执着专注、精益求精、追求卓越的工匠精神。

情境导入

情境：小张是一位注重外貌的年轻女性，她发现自己的面部皮肤常常暗沉无光，缺乏活力。自述工作压力大，经常加班，导致面部肌肤出现了浮肿和细纹。小张希望通过美容按摩来改善肌肤状况，使肌肤恢复光彩和弹性。

思考：1. 美容按摩可以实现小张的愿望吗？为什么？

2. 作为美容师，如何有效进行手部训练来提升按摩技术，以保证顾客的舒适和满意度？

任务一 美容按摩基本概念

美容按摩是一门古老而现代的保健艺术，随着社会的不断发展和完善，在现代快节奏的生活中，人们越来越重视通过按摩来缓解压力、恢复活力，并寻求更高效和个性化的美容护理方案。全球化的发展，促进了不同文化之间的交流，使得美容按摩领域呈现出更加丰富多样的特点。传统中医学中的按摩理念与现代西方美容技术的结合，催生了新的按摩手法和疗程，给顾客带来了更为多元和独特的体验。

在这样的背景下，美容师需要学习如何巧妙地融合传统与现代、东方与西方的美容按摩技术，以提供最适合顾客个人需求的服务。通过深入了解各种按摩技术的原理和应用，为顾客定制专属的美容按摩方案，不仅能满足顾客对美的追求，更能提升她们的整体生活质量。

一、按摩技术来源

按摩技术可以追溯到古代文明时期，不同文化和传统医学系统都有自己独特的按摩技术。以下是一些主要的按摩技术来源。

1. 中医按摩 中医按摩是中国传统医学的重要组成部分，也被称为推拿或指压。它基于中医理论，通过按压、揉捏、推拿等手法，调节经络气血的流动和身体的阴阳平衡，以促进健康和治疗疾病。

2. 印度阿育吠陀按摩 阿育吠陀按摩起源于印度的古老医学体系阿育吠陀。它结合了按摩、精油和草药的运用，旨在促进能量平衡、消除疼痛、舒缓身心。

3. 瑞典按摩 瑞典按摩是西方现代按摩的重要流派，由瑞典物理治疗师 Per Henrik Ling 创立。它采用滑动、揉捏、敲击和振动等手法，旨在放松肌肉、促进血液循环、缓解紧张和改善运动功能。

4. 泰式按摩　泰式按摩源于泰国，结合了传统的印度阿育吠陀按摩和中医推拿的元素。它通过拉伸、压力和指压技法，运用能量平衡的概念，旨在促进身体的灵活性、舒缓肌肉紧张和提升整体健康。

5. 日本按摩　日本有多种传统按摩技术，如指压按摩（指压推拿）、揉捏按摩（指按）、足底按摩等。这些技术通常与日本的温泉文化和身体健康密切相关。

6. 西方现代按摩　除了瑞典按摩外，西方还发展出许多其他类型的现代按摩技术。例如，深层组织按摩、运动按摩、结构整合按摩等，它们注重肌肉和软组织的深层处理，以及姿势纠正和身体结构的调整。

按摩技术的来源丰富多样，涵盖了不同文化和医学传统。这些技术经过多年的发展和实践，成为全球范围内人们追求健康和舒适的重要手段。

二、按摩的主要作用

美容按摩作为一门融合了中医学、经络学、皮肤学等多学科的综合性技术，不仅是一种传统的美容方法，更是一种科学的保健手段。通过对人体特定部位施加适当的力量和技巧，美容按摩能够产生以下主要作用。

1. 促进血液循环　按摩通过机械刺激作用于皮肤和肌肉，能够促进局部乃至全身的血液循环。这种循环的增强有助于提高细胞的氧气供应和促进营养物质的输送，同时加速代谢废物的排出，对于维持肌肤健康和促进伤口愈合具有重要作用。

2. 缓解肌肉紧张　长期久坐或不良姿势会导致肌肉紧张和僵硬。美容按摩通过放松肌肉纤维，减轻肌肉内部的压力和紧张度，可缓解肌肉疼痛和不适，提高身体的灵活性和运动范围。

3. 刺激经络穴位　根据中医经络学的理论，人体经络是气血流通的路径，穴位则是这些路径上的关键节点。通过按摩特定的穴位，可以调节气血流通，促进面部肌肤的气血平衡，增强肌肤的光泽和弹性，对于改善肤色和减少皱纹具有积极效果。

4. 增强皮肤弹性　随着年龄的增长，皮肤的弹性和紧致度会逐渐下降。规律的美容按摩可以刺激皮肤产生胶原蛋白和弹性蛋白，从而增强皮肤的紧致度和弹性，有效延缓皮肤老化过程，保持肌肤年轻状态。

5. 调节内分泌　内分泌系统的平衡对于肌肤健康至关重要。按摩可以调节激素的分泌，改善因内分泌失调引起的肌肤问题，如痤疮、色斑等。通过平衡激素水平，美容按摩有助于恢复肌肤的自然平衡，减少肌肤问题的发生。

6. 提升肌肤弹性　美容按摩可以促进血液循环和淋巴流动，增加皮肤内营养物质的供应和代谢废物的排出，从而改善肌肤弹性。它还能刺激胶原蛋白和弹性蛋白的产生，减少皮肤松弛和皱纹的出现，使肌肤更加紧致、有弹性。

7. 淡化斑点和色素沉着　美容按摩能够促进皮肤细胞的更新和新陈代谢过程，帮助淡化斑点和色素沉着。按摩可以加速血液循环，使色素沉着的区域得到更多的氧气和营养，有助于减少色素的沉积并促进细胞的修复。

8. 提亮肤色　美容按摩通过改善面部的微循环，可以提高肌肤的血液和氧气供应，改善肤色暗沉的问题。按摩还可以增加皮肤表面的细胞新生，促进角质层的更新，使肌肤更加明亮有光泽。

9. 减少皮肤浮肿　通过柔和的按摩手法，能够促进淋巴流动，可以改善淋巴循环，减少废物的滞留，从而使面部轮廓更加清晰，眼袋和眼周浮肿得到缓解。

10. 缓解面部紧张和压力 面部肌肉经常受到表情和压力的影响，容易出现紧张和疲劳。美容按摩可以通过温和的手法和按摩动作来放松紧张的面部肌肉，缓解面部压力和紧张感，使肌肤更加舒展和放松。

需要注意的是，美容按摩的效果因人而异，并不是一次按摩就能达到理想的效果，而是需要通过持续的保养和定期的按摩才能获得更显著的美容效果。此外，对于有特殊皮肤问题或肌肤疾病的人群，建议在专业医师或美容师的指导下进行美容按摩，以确保安全和效果。

三、美容按摩基本手法

美容按摩是一种通过手法和技巧来放松面部或身体肌肉、促进血液循环和淋巴排毒，从而改善皮肤质量、减轻肌肉紧张和提升面部轮廓的方法。为了实现按摩的美容和保健作用，美容师需要掌握一系列基本的按摩手法。这些手法不仅是技术操作的基础，也是提升服务质量和效果的关键。以下是几种常见的美容按摩基本手法。

1. 轻抚手法 通过平滑、连贯的滑动动作，沿着肌肤的纹理方向进行，能够有效促进肌肤表面的血液循环，缓解肌肉紧张。

2. 揉捏手法 用拇指和食指捏住皮肤，以小圆圈方式进行旋转揉捏，可以改善面部肌肉和血液循环，缓解深层肌肉的紧张和僵硬，促进肌肉放松，并有助于消除面部浮肿。

3. 点压手法 通过指尖或指关节对特定穴位施加适度的压力，刺激经络穴位，调节气血，有助于改善肌肤的血液循环和营养供应。

4. 振动手法 通过快速而轻微的振动动作，刺激肌肤和肌肉，促进肌肤的新陈代谢，增强肌肤的活力和光泽。

5. 提拉手法 通过向上和向外的提拉动作，对抗地心引力，有助于提升肌肤的紧致度，预防和减少皮肤松弛现象。

6. 推拿手法 用掌心或指腹轻柔地按摩面部，以推动肌肉，顺着肌肤纹理的方向进行。这种手法可增加面部血液循环，减少皮肤松弛和细纹的形成。

7. 敲打手法 用手指或指关节轻轻拍打面部，特别是额头和下颌部位。这种手法可以促进面部血液循环，有助于缓解肌肉紧张。

在学习和实践这些手法时，美容师需要注意力度的控制、动作的准确性和顾客的舒适度，以确保按摩的效果和安全性。通过不断地练习和经验积累，美容师能够更加熟练地运用这些基本手法，为顾客提供高质量的美容按摩服务。

四、按摩操作要求

美容按摩操作要求环境安静舒适，美容师具备专业技能和医学知识，顾客在按摩前后须进行彻底的肌肤清洁并选择舒适体位，美容师操作时需保持手部清洁，必要时佩戴手套。此外，良好的沟通和顾客反馈的感受对于保证按摩的安全性和有效性至关重要。

（一）环境要求

1. 环境应保持安静，可通过轻柔音乐和适当的隔音措施来减少外界干扰，创造一个宁静的氛围，有助于顾客放松。

2. 室温应保持在 20～24℃，以确保顾客在按摩过程中感到舒适，同时避免因温度不适而影响按摩效果。

3. 避免冷风或热风直接对着顾客，以防造成不适或影响按摩效果。

4. 按摩床和用具应保持清洁卫生，使用前后均需进行消毒处理，以防交叉感染。

（二）美容师要求

1. 美容师应具备专业的按摩技能，包括对人体解剖学、生理学和中医学的基础知识有深入了解，并持续进行专业培训。

2. 动作要轻柔、稳定、有节奏，根据顾客的反馈适时调整力度和手法，以提供个性化的服务。

3. 美容师应具备良好的沟通技巧，能够与顾客进行有效沟通，了解其需求和反馈，并在按摩前后提供适当的指导和建议。

■**知识链接**

美容按摩师基本条件

美容按摩作为医学美容的重要组成部分，要求从事此项工作的美容按摩师（以下简称按摩师）应具备一定的专业素质和实践经验，同时满足以下条件。

1. 持有相关的健康或美容行业职业资格证书，并完成必要的注册手续。

2. 具备扎实的相关医学基础知识和专业的按摩技术。

3. 具有从事美容按摩或相关领域的实践经验，有 2 年以上的临床或实际工作经验。

4. 了解并遵守卫生和安全操作规程，具备防止交叉感染的能力。

5. 具备良好的沟通能力和服务意识，能够准确理解顾客的需求，提供个性化服务，并在按摩过程中给予顾客适当的关怀和指导。

美容按摩师具备以上条件才能为顾客提供专业、安全、有效的美容按摩服务，从而促进顾客的健康与美丽。

（三）顾客要求

1. 顾客应在按摩前充分了解按摩过程和可能的感受，以便在按摩过程中放松身心。

2. 顾客应选择自己感到舒适的体位，并在按摩过程中与美容师保持沟通，及时反馈任何不适。

3. 顾客应在按摩前去除首饰等物品，以免影响按摩效果或造成损伤，应穿着适宜的服装以便于美容师操作。

（四）卫生要求

1. 按摩前后应对顾客肌肤进行彻底清洁，以防止细菌感染，应使用适合顾客肌肤类型的清洁产品。

2. 美容师应保持双手清洁，并在必要时佩戴一次性手套，以保证顾客和自身的卫生安全，与顾客接触的仪器在使用前后均需消毒。

五、按摩基本原则

1. 个体化原则　按摩方案应根据顾客的体质、年龄、性别、健康状况和具体需求进行个性化调整，应考虑顾客的个体差异，如皮肤类型、疼痛阈值和健康状况。按摩过程中，应根据顾客的反馈适时调整手法和力度，确保按摩的舒适性和有效性。

2. 适度原则　按摩的力度应根据顾客的承受能力和舒适度进行调整，避免造成疼痛或不适，同时考虑到不同肌肤类型的敏感度。按摩时间应控制在 30 ~ 60 分钟，根据顾客的具体情况和需求进行适当调整。

3. 连贯性原则　按摩动作应连贯流畅，避免生硬和突然的动作，以确保按摩的连贯性和舒适性，同时考虑顾客的整体体验。按摩流程应有序进行，从轻到重，从下向上，以促进气血流通和放松肌肉，同时注意避免对敏感区域的过度刺激。

4. 安全性原则　在按摩过程中，美容师应始终注意顾客的安全，避免对敏感部位或病变区域施加过大压力，特别是对于有特殊健康状况的顾客，如妊娠期妇女、心脏病患者等，应在医师指导下进行按摩，并采取必要的预防措施。

六、按摩注意事项及禁忌证

（一）注意事项

1. 在按摩前，美容师应与顾客进行充分沟通，了解其健康状况、过敏史和特殊需求，以及是否有任何可能影响按摩的因素。

2. 按摩过程中，美容师应密切观察顾客的反应，如有必要，应及时调整按摩手法和力度，确保顾客的舒适和安全。

3. 按摩后，美容师应确保顾客有足够的时间休息，并根据需要提供适宜的护理建议，如补充水分、适当休息等，以及提供后续的保养和护理指导。

（二）禁忌证

1. 对于皮肤有开放性损伤、感染、炎症等情况的顾客，应避免进行按摩，以免加重病情或导致感染扩散。

2. 有血液疾病、血栓形成倾向、骨折等情况的顾客，应在医师指导下决定是否进行按摩，并采取必要的预防措施。

3. 妊娠期妇女在某些特定时期和部位不宜接受按摩，特别是在妊娠的前三个月和后三个月，以及腹部和腰骶部，应避免按摩，以防止对胎儿造成不良影响。

4. 严重心脏病、高血压等疾病患者未经医师允许不宜按摩，以免引发健康风险，特别是对于心脏、颈部和头部等敏感区域应特别小心。

任务二　手部基本功训练

手部基本功训练是美容师专业技能提升的重要组成部分，旨在通过一系列系统化的练习，增强手部及手臂的力量与耐力，提高手腕和手指的灵活性与伸展性，培养手部触觉的敏感性，以及提升手眼协调性和精准性。这些训练包括但不限于使用握力器和压力球进行力量训练，进行手腕旋转和手指伸展练习以增加柔韧性，触摸不同材质物品以提高敏感性，以及进行精细动作练习，如拾取小物件和串珠以增强协调性。此外，正确的姿势与体位训练有助于美容师在长时间工作中保持良好的身体状态，而呼吸与放松技巧的练习则可确保服务过程中的舒适度和专注力。通过这些综合训练，美容师能够有效地提高服务质量，为顾客带来更加专业和愉悦的美容体验。

一、手部基本功训练相关内容

手部基本功训练对于美容按摩师来说至关重要，它直接关系到按摩的质量和效果。通过系统的训练，可以增强手部的力量、灵活性和敏感性，从而提升按摩技术水平。以下是手部基本功训练的内容。

（一）手部力量训练

1. 握力训练　通过捏握球、挤压海绵等工具进行练习，增强手指和掌心的力量，提升按摩时的稳定性和持久度。

2. 手臂力量训练　结合手臂肌肉的拉伸和收缩运动，如反向抬臂、屈臂等，增强手臂力量，为手指提供更稳定的力量支持。

（二）手部灵活性和柔韧度训练

1. 手指伸展训练　通过手指的伸展和合拢动作，增加手指的灵活性和关节的活动范围。

2. 手腕旋转训练　进行手腕的顺时针和逆时针旋转，提高手腕的柔韧性和按摩时的流畅性。

3. 手部按摩球练习　利用按摩球进行多样化的手部动作，如滚动、捏拿、旋转，锻炼手指和手腕的灵活性。

4. 手指柔韧度练习　通过手指交叉、轻轻拉伸和弯曲手指，增加手指关节的柔韧度。

（三）手部敏感性训练

1. 触觉训练　通过触摸不同材质的物品，提高手部的触觉敏感性，使按摩师能更细致地感知顾客肌肤的需求。

2. 手指感知力训练　通过闭眼感知不同手指的触碰，增强手指的感知能力和精准度。

3. 触力调节训练　通过练习在不同重量下调节手部力度，提高按摩时对力度的控制和调节能力。

（四）手部协调性和服贴度训练

1. 手指独立性训练　通过翻转硬币、弹钢琴等动作，提高每根手指的独立操作能力和协调性。

2. 双手配合训练　通过对称或非对称的双手动作练习，如交替指压、手掌交叉按摩等，增强双手的协调性和合作能力。

3. 服贴度训练　通过模拟按摩动作，如在不同质地的物体表面进行滑动练习，提高手部与肌肤接触时的服贴度和平滑性。

（五）手部综合训练

1. 综合技巧练习　结合以上各项技能，进行模拟实际按摩场景的练习，如对模特或同伴进行全身或局部的按摩，以提高手法的连贯性和整体协调性。

2. 实际操作反馈　在实际按摩服务中，根据顾客的反馈调整手法，不断优化按摩技巧，提高服务质量。

通过这些训练，美容按摩师可以逐步提高手部技巧和灵活性，为顾客提供更高质量的美容按摩服务。持续地练习和反复操作是提升手部技能的关键。同时，建议按摩师在实践中不断反思和调整，以达到更高的技术水平。

二、美容师手操

美容师手操是专为美容行业从业者设计的训练程序，旨在提升手部的灵活性、力量、协调性和敏感性，以满足专业美容服务的需求。

1. "紧握放松"握力强化操　使用握力球或软质压力球，进行紧握和放松的循环练习，每次持续 5~10 分钟，以增强手指和掌心的力量。

2. "手腕摇摆"灵活性提升操　手臂伸直，手掌朝下，用手腕做上下摆动的动作，每个方向重复 10 次，然后转为手掌朝上，同样进行上下摆动，以提高手腕的灵活性。

3. "星形伸展"手指柔韧操　将手指分开，尽可能地伸展开来，呈星形，然后缓慢地将手指重新聚拢成拳状，重复此动作 10 次，以提高手指的柔韧度。

4. "材质识别"触觉训练操　准备几种不同材质的物品，如丝绸、棉布、粗糙的麻绳，闭上眼睛，用指背轻轻触摸并尝试识别每种材质，同时感受不同材质的温度、湿度，增强触觉的敏感性。

5. "独立指尖"手指控制操　将手掌平放在桌面上，轮流抬起每一根手指，尽量不让其他手指移动，每根手指重复 10 次，提高手指的独立控制能力。

6. "钢琴弹跳"手指协调操　模仿弹钢琴的动作，用指尖在桌面上快速轻敲，从慢到快变换速度，练习手指的协调性和节奏感。

7. "水瓶升降"手臂力量稳定操　站立或采取坐姿，手臂伸直，手掌朝上，握住一瓶水或哑铃，缓慢地提升至肩部高度，然后放下，重复 10 次，增强手臂的力量和稳定性。

8. "深呼吸放松"身心协调操　在进行手部练习的同时，保持深长的呼吸，每次动作与呼吸同步，帮助身体放松并集中注意力。

这套手操的顺序从握力训练开始，逐步过渡到手腕、手指的灵活性和敏感性训练，再到手指的独立性和协调性练习，最后是手臂力量的强化和身心的放松。每一项手操都有针对性的训练目的，美容师可以根据个人的实际情况调整练习的强度和次数。定期练习这套手操，可以有效提升手部技能，为提供专业的美容服务打下坚实的基础。

目标检测

答案解析

单项选择题

1. 美容按摩的主要作用之一是（　）

　　A. 促进血液循环　　　　　　　　　B. 增加体重

　　C. 提升血压　　　　　　　　　　　D. 减少肌肉力量

2. 在美容按摩中，美容师应遵守的个体化原则是（　）

　　A. 为所有顾客提供相同的按摩服务

　　B. 根据顾客的年龄和性别调整服务

　　C. 根据顾客的健康状况和具体需求提供个性化服务

　　D. 仅根据顾客的偏好提供服务

3. 手部基本功训练的目的是（　）

　　A. 增加美容师的体重　　　　　　　B. 提高手部的灵活性和协调性

　　C. 减少手部的力量　　　　　　　　D. 避免手部的伸展

4. 以下不属于美容按摩基本手法的是（　）

　　A. 轻抚手法　　　　B. 揉捏手法　　　　C. 点压手法　　　　D. 重击手法

5. 在美容按摩中，美容师应遵循的安全性原则是（　）

　　A. 忽视顾客的特殊健康状况

　　B. 对敏感部位施加过大压力

　　C. 在医师指导下为特殊健康状况的顾客提供按摩服务

　　D. 未经允许为严重心脏病患者提供按摩

6. 手部基本功训练中，"紧握放松"握力强化操的作用是（　）

　　A. 增加手部的柔韧性　　　　　　　B. 增强手指和掌心的力量

　　C. 提高手眼协调性　　　　　　　　D. 放松身心

7. 下列情况中，可以进行美容按摩的是（　　）

    A. 皮肤有开放性损伤　　　　　　　　　　B. 有血液疾病

    C. 血压正常　　　　　　　　　　　　　　D. 有严重心脏病

8. 美容按摩师在进行按摩时应注意的适度原则是（　　）

    A. 按摩力度应尽可能大

    B. 按摩时间应尽可能长

    C. 按摩力度和时间应根据受术者的承受能力调整

    D. 按摩不受任何限制

（张　林）

书网融合……

重点小结　　　　习题

项目五　面部基础养护技术

PPT

学习目标

知识目标：通过本项目的学习，应能掌握各类型皮肤的特点及养护方法；熟悉面部按摩的目的、操作流程和面膜使用方法；了解面部常用按摩穴位、面膜的作用和类型。

能力目标：能运用所学的面部按摩技术和不同类型皮肤养护方法，熟练地对顾客进行面部按摩和皮肤养护。

素质目标：通过本项目的学习，具有健康美容、科学美容的职业理念和爱岗敬业的精神。

情境导入

情境：顾客李某，肉眼难以看见毛孔，皮肤呈哑光状态，有小细纹，在秋冬季节常出现脱皮情况，希望通过美容护理使皮肤变得滋润些。

思考：1. 李某的皮肤属于哪种类型？

　　　2. 作为美容师，应如何指导李某改善皮肤状态？

任务一　面部按摩技术

一、面部按摩的目的与功效

1. 增强皮肤弹性，预防细小皱纹的产生，延缓衰老。

2. 促进血液循环，增加氧气和养分的供给，使皮肤红润光泽。

3. 疏通经络、行气活血，调节神经紧张度，使面部肌肉放松，消除肌肉僵硬状态，预防真性皱纹的形成。

4. 促进新陈代谢，增强细胞再生能力，同时去除毛囊口的角质细胞（死皮）。

5. 排除皮下多余的水分，使面部轮廓紧致、优美，消除黑眼圈和眼部的水肿，增加眼部神采。

二、头面部按摩常用穴位

1. 百会穴　位于头顶正中线与两耳尖联线的交点处。功效：主治头痛、痔疮、高血压、低血压、目眩失眠、焦躁等。

2. 头维穴　位于头侧部，额角发际上 0.5 寸，头正中线旁 4.5 寸处。功效：主治目痛多泪、偏头痛。

3. 神庭穴　位于前额发际正中直上 0.5 寸。功效：舒缓情绪、放松、减压、改善疲劳。

4. 印堂穴　位于两眉头连线的中点。功效：主治高血压、失眠、头痛。

5. **攒竹穴**　位于眉毛内侧边缘凹陷处。功效：主治迎风流泪、眼睛充血、眼睛疲劳、眼部常见疾病、假性近视等。

6. **鱼腰穴**　位于眉毛正中。功效：帮助调节胸部机能，改善眼部疾病。

7. **丝竹空穴**　位于眉梢凹陷处。功效：主治头痛、目赤肿痛、斜视、鱼尾纹。

8. **太阳穴**　位于眉梢与外眼角中间、向后约 1 寸凹陷处。功效：主治偏头痛、减压、鱼尾纹。

9. **睛明穴**　位于内眼角稍上方凹陷处。功效：主治迎风流泪、结膜炎、偏头痛、眼部疲劳、近视。

10. **承泣穴**　位于瞳孔直下，眼球与眼眶下缘中间。功效：主治目赤痛、眼睑肿、斜视。

11. **四白穴**　目正视，瞳孔直下，眶下孔凹陷处。功效：主治目赤痒痛、黑眼圈、眼部皱纹、面部肿胀及皮肤粗糙等。

12. **球后穴**　位于眶下缘外 1/4 与内 3/4 交界处。取穴时仰靠坐位，轻轻闭目取之。功效：主治近视、青光眼、白内障等疾病。

13. **瞳子髎穴**　位于目外眦外侧 0.5 寸凹陷处。功效：促进血液循环、治疗眼部疾病、去眼纹。

14. **颧髎穴**　位于目外眦直下，颧骨下缘凹陷处。功效：主治面部肿痛、口眼歪斜等。

15. **迎香穴**　位于鼻翼外缘中点旁，鼻唇沟处。功效：主治鼻炎、鼻塞、鼻窦炎、牙痛、感冒及预防皮肤松弛等。

16. **人中穴**　位于鼻唇沟的中部。功效：主治癫狂、昏迷、牙关紧闭、面部浮肿等。

17. **下关穴**　位于颧骨下缘中央与下颌切迹之间的凹陷处。功效：主治面口病证，耳聋、耳鸣等耳疾。

18. **承浆穴**　位于颏唇沟的正中凹陷处。功效：主治口眼歪斜、面肿、龈肿、齿痛、口腔溃疡等。

19. **地仓穴**　位于口角旁开 0.4 寸处。功效：抑制食欲、减肥、促进全面部的血液循环、防止细纹产生。

20. **听宫穴**　位于耳屏前，下颌骨髁状突的后方，张口时呈凹陷处。功效：主治牙痛、面瘫。

21. **耳门穴**　位于听宫穴上方，耳屏上切迹的前方，下颌骨髁状突后缘，张口有凹陷处。功效：主治耳鸣、耳聋、耳部疾病、牙痛。

22. **听会穴**　位于耳屏切迹的前方，下颌骨髁状突的后缘，张口凹陷处。功效：主治耳鸣、耳聋、齿痛、面痛等。

23. **颊车穴**　位于下颌角前上方，耳下大约一横指处，咀嚼时肌肉隆起时出现的凹陷处。功效：主治牙痛、面神经麻痹、腮腺炎、下颌关节炎。

24. **大迎穴**　位于下颌角前方，咬肌附着部前缘，面动脉搏动处。功效：主治面神经麻痹、口歪、齿痛、牙齿紧闭等。

25. **翳风穴**　位于颈部，耳垂后方，乳突下端前方凹陷中。功效：主治口眼歪斜、牙关紧闭、齿痛、颊肿、耳鸣等头面五官疾患。

26. **廉泉穴**　位于颈部，当前正中线上，喉结上方，舌骨上缘凹陷处。功效：主治吞咽障碍、失语等。

27. **素髎穴**　位于鼻尖的正中央。功效：主治清热消肿、通利鼻窍。

28. **巨髎穴**　位于眼球正下方，大约与鼻翼平行处。功效：主治雀斑、痤疮、口眼歪斜。

三、面部按摩操作流程

（一）面部按摩基本手法

1. 按抚法

（1）动作要领　用手指或手掌以一定力度有节奏地在皮肤表面滑行，多用于按摩开始、结束和动作之间的连接及对干性皮肤、老化皮肤的按摩护理。

（2）作用　放松肌肉、松弛神经、镇静皮肤。

2. 打圈法

（1）动作要领　用手掌或指腹紧贴皮肤施加压力画圈，使用的力量均匀渗透，由内向外或由外向内运动，动作要有节奏感。

（2）作用　局部按摩，促进皮肤血液循环和腺体分泌，防止衰老。

3. 抹法

（1）动作要领　手指或手掌轻柔地单向移动。用于眼部、松弛性皮肤、敏感性皮肤、痤疮性皮肤、面部浮肿性皮肤的按摩。

（2）作用　向斜上方运动时，有提升作用；由中间向两边运动时，有促进头面部淋巴循环的作用。

4. 揉捏法

（1）动作要领　指腹紧贴皮肤，轻柔缓和，用力均匀，动作连贯、有节奏。

（2）作用　促进血液循环、消除肌肉疲劳。

5. 按压法

（1）动作要领　将手指指腹或手掌掌面放于顾客皮肤上，然后缓缓施加压力，当施到一定的压力，到达一定的刺激深度时，稍作停顿，再慢慢减轻压力，等到压力完全消失后再移向下一个位置。

（2）作用　深层刺激，疏通经络，调节气血，消除疲劳。

6. 弹拍法

（1）动作要领　手腕放松、保持手部灵活，手指轻而迅速地接触皮肤并使皮肤、肌肉向上弹动。

（2）作用　刺激血液循环，消除肌肉疲劳。

（二）面部按摩操作流程

面部按摩操作流程见表5-1。

表5-1　面部按摩操作流程

操作流程	操作要领	注意事项
1. 展开按摩膏	①取适量按摩膏，用中指将其5点分布在下颏、两侧面颊、鼻尖、额头 ②双手掌交替拉抹下颌 ③双手四指指腹在面颊部向上打圈滑揉 ④双手美容指在鼻翼打小圈滑揉 ⑤双手呈空掌在眼周向下打圈，经过下眼眶时施力滑至太阳穴提按 ⑥双手掌横掌拉抹额头	①动作流畅、连贯、服贴、优美 ②注意避免眼睫毛 ③施力不宜过大
2. 全脸按抚提升	①双手掌交替提拉一侧下颌至耳垂3遍 ②双手掌交替提拉面颊至耳前3遍 ③一手呈剪刀手交替提拉眼周至太阳3遍 ④换手做另一边，动作同①②③ ⑤双手竖掌向上交替拉抹额头，从右侧太阳穴至左侧太阳穴，再到额中间	①施力均匀，始终一致 ②双手交替时一手保持施力状态，不能放松或离开皮肤
3. 点按穴位	①双手美容指点按印堂、神庭，每穴3遍，之后双手三指向上交替拉抹、按抚点穴部位 ②双手先后从眼眶下滑至眉头，点按攒竹、鱼腰、丝竹空、太阳，每穴1次，重复3遍，之后双手三指由内向外拉抹、按抚眉骨至太阳穴 ③双手美容指先后沿下眼眶滑至眉头下，点按睛明、承泣、球后、瞳子髎，每穴1次，重复3遍，之后双手三指由内向外拉抹、按抚下眼眶至太阳穴 ④双手四指先后从颧骨下滑至鼻翼，点按迎香、颧髎、下关，每穴1次，重复3遍，之后双手三指由内向外拉抹、按抚颧骨下至耳门 ⑤双手四指先后滑至嘴角，点按地仓、颊车、翳风，每穴1次，重复3遍，之后双手三指拉抹、按抚下颌至翳风 ⑥双手四指先后滑至廉泉，重叠后向上抬下颌2次，之后双手四指托下颌，拇指叠按承浆3遍，再沿嘴角上滑至人中叠按3遍，之后双手拇指上下交替推按口周 ⑦双手捏按下颏，再向两边捏滑下颌骨至下颌角处，重复3遍	①遵循"轻—重—轻"原则 ②移动时轻滑至下个穴位，不跳跃，不离开皮肤 ③避免使用猛力 ④施力要稳，避免伤及眼球 ⑤与顾客沟通，关注顾客感受

续表

操作流程	操作要领	注意事项
4. 全脸提升按抚	同流程2	
5. 揉按额头	①左手中指、食指分开，固定在额头，右手美容指揉按额头，从右向左，双手移动缓慢，3遍 ②左手同动作①，右手美容指弹拨额头，从右向左，双手移动缓慢，3遍 ③双手四指在额头从中间向两边拉提；在眉骨从中间向太阳穴拉提；在下眼眶从内向太阳穴拉提。每线3遍，之后食指、美容指交替向上提太阳穴6次	重复时回手要轻，贴着皮肤
6. 眼周提拉	一手美容指从同侧上眼眶推滑至另侧下眼眶，经外眼角、上眼眶到另侧攒竹穴点按，再滑至同侧下眼眶、外眼角回到同侧太阳穴点按；换手做相同动作，3遍	避免把按摩膏弄到睫毛上
7. 推按额头、揉按面颊	①双手拇指先后按住攒竹，之后沿眉骨推按至太阳穴，再沿下眼眶轻轻滑至额中横线，沿额中线推按至太阳穴，再沿下眼眶轻轻滑至发际，沿发际线推按至太阳穴，3遍 ②双手四指沿颧骨向上打圈揉按至迎香穴，再沿颧骨向下打扁圈揉按至下关穴，重复3遍	①推按时施力沉稳，滑回时力提起在指尖 ②揉按时施力重心在颧骨下
8. 全脸按抚提升	同流程2	
9. 按压额头	①双手掌重直按压额头，之后一手从耳前滑至下颌，一手托住下颌向上提，一手压额头向下按；之后，托住下颌的手从对侧耳前滑至额头，置于另一手下方叠掌按压；换手做相同动作3遍 ②双手竖掌交替拉抹额头前正中线处，3遍 ③双手合掌，用小鱼际按压额头前正中线，3遍 ④双手掌分推额头，从耳前滑至下颌，全掌从下向上包提面颊至太阳穴，重复3遍	①施力沉稳，避免爆发力 ②动作缓慢，双手不能同时离开皮肤

（三）面部按摩注意事项

1. 按摩准备：洗脸或出浴后，面部皮肤清洁而湿润，是按摩的最佳时机。按摩不能"干搓"，一定要先涂上一层按摩霜，也可以涂一些化妆专用的橄榄油或芳香精油。按摩霜或油可以使面部皮肤光滑，从而使手指和手掌与皮肤间的摩擦力降低，不易拉伤面部皮下纤维。

2. 面部皮肤非常脆弱，因此在按摩时一定要注意轻柔，不能用力过猛，特别是敏感肌肤应减少按摩，可改用仪器导入。

3. 极度过敏的皮肤或正在过敏的皮肤、严重毛细血管扩张皮肤以及急性炎症、外伤、严重痤疮皮肤不能按摩；有皮肤传染病，如黄水疮、扁平疣等，慎重按摩。

4. 严重哮喘病发作期间、下颌关节肿胀者、腮腺肿胀者、有出血倾向者不能按摩。

5. 按摩走向从下到上，从里向外，由中间向两边，与肌肉走向一致，与皮肤皱纹方向垂直。

任务二　不同类型皮肤的养护技术

人体皮肤按其皮脂腺的分泌状况、角质层含水量、角质层表面的pH值及皮肤特点，可分为中性、干性、油性、混合性和敏感性皮肤。作为一名优秀的美容师，需要根据顾客皮肤类型制定不同的皮肤养护方案。

一、中性皮肤养护技术

中性皮肤是日常生活中最理想的皮肤状态。整体皮肤特点为毛孔细小、肌肤纹理细致、水润、柔软、有光泽；油水平衡，不会出现油光或紧绷的情况；不容易出现过敏反应，对外界环境和化妆品的适应性较强；无明显瑕疵，如痤疮、斑点等问题较少。

（一）中性皮肤护肤品的选择

中性皮肤对外界不敏感，适应性比较强，对护肤品的选择没有特殊要求，重点是保湿。

1. 洁肤　选择滋润营养型洗面奶。

2. 去角质　选择细颗粒磨砂膏。

3. 按摩　选择按摩膏或按摩乳均可。

4. 面膜　重点选择补水且温和的软膜。

5. 爽肤　选择营养性化妆水。

6. 护肤　选择保湿性较强又不油腻的润肤霜。

（二）中性皮肤的日常养护

1. 饮食结构合理、营养均衡，养成不挑食、不偏食的良好饮食习惯，多吃蔬菜和水果，少喝酒和咖啡，忌烟。

2. 保持生活环境空气清新，劳逸结合，保证充足、合理的睡眠，保持乐观良好的心境。

3. 不长时间在光线昏暗的环境中工作、学习，在气候恶劣的环境中，注意肌肤保暖，防烈日晒，防大风沙吹。

4. 加强锻炼身体，保证身体健康，保持良好的新陈代谢功能。

5. 防止不合理的快速减肥。

6. 正确、合理地选用化妆、护肤用品。

7. 注意皮肤的日常保湿，使之保持滋润和肌肤的弹性。

二、干性皮肤养护技术

干性皮肤的特点多为肤色白皙，毛孔细小而不明显。皮脂分泌量少、皮肤比较干燥，容易长细小皱纹。毛细血管表浅、易破裂，对外界刺激比较敏感。干性皮肤可分为缺水和缺油两种。缺水型干性皮肤多见于 35 岁以上及老年人，而缺油型干性皮肤多见于年轻人。干性皮肤最易出现衰老现象，这是由于皮脂腺分泌量逐渐减少，造成皮肤干燥，一般洁面后有紧绷感，如果长期护理不佳易产生皱纹。一般不易长痤疮，对外界刺激较敏感。

（一）干性皮肤形成的原因

1. 缺油型干性皮肤　主要由于皮脂腺分泌功能失调，无法产生皮脂所致。皮肤可能呈现部分油腻、部分干燥的现象。如见于年轻人，则一般是表层缺水，由于错误使用化妆品而造成。如见于 35 岁以上的人群，多是因为年龄的原因，是正常的皮肤缺水干燥导致衰老状态。

2. 缺水型干性皮肤　由于皮肤水分不足，虽然有足够的油脂却仍然干燥，易起皮屑剥落，易产生微细线条及皱纹。通常皮肤较薄，看起来可能很细嫩，摸起来却感到粗糙。一般为错误地使用化妆品（如碱性强的肥皂或收敛性强的洗面奶），饮食作息不健康，长期熬夜使得皮脂腺分泌下降所致。

（二）干性皮肤的临床表现

1. 皮肤比较薄、毛孔细小，缺水缺油，角质层水分含量低下（在 10% 以下），皮脂分泌减少，表皮薄而脆弱，洗脸后甚至有微痛感。

2. pH > 6.5，偏碱性，易产生皱纹，护理时需要加倍呵护，否则会提前走向衰老。

3. 由于皮脂分泌不够旺盛，肌肤缺少自身的滋润，在遇寒后肌肤会变得粗糙、干燥，在冬季会感到特别不适。

4. 弹性差、易出现干裂，失去光泽和柔韧性。

5. 虽然干性肌肤不容易产生粉刺、面疱等现象，但会产生皮屑甚至呈鱼鳞状，触感不平滑。化妆时经常有不均匀感，而且化妆品不易附着。

6. 皮肤对环境的适应能力差，经不起风吹日晒，日晒过多，皮肤就会发红、灼痛、起皮屑，是皮肤老化的表现之一。

7. 女性到25岁以后，皮肤功能开始衰退，皮肤易表现为干性状态。干性皮肤还易发生雀斑及其他色素障碍性疾病。

（三）干性皮肤的日常养护

干性皮肤的养护要点是滋润保湿、避免外界因素刺激，保持皮肤健康，具体养护方法如下。

1. 每天洗脸次数适当减少，温水洗脸，洁肤品宜用碱性含量低的洁面乳，以免洗去过多油脂；护肤品选用高效保湿滋润型的产品，补充油分和水分，改善干燥的现状。

2. 多喝水、多吃蔬菜和水果，少喝酒和咖啡，忌烟，饮食结构合理均衡。

3. 注意眼部周围肌肤的保养，防止皱纹过早产生。

4. 使用柔肤水时，采用按摩拍打的方式来加快皮肤的血液循环，这样可以使营养成分更容易渗透到肌肤中，以增加肌肤的柔韧性。晚上洁肤后，用柔肤水调理，再用含油脂较多的乳液滋养肌肤，用"打圈圈"或"弹钢琴"的手法略加按摩，为肌肤做一次彻底的"SPA"。

5. 白天外出时尽量避免日晒，使用含油脂较多的面霜来保护肌肤。最好使用有防晒系数的护肤霜。

三、油性皮肤养护技术

油性皮肤肤色较深，多偏暗黄，毛孔粗大，皮脂分泌量多，皮肤油腻光亮，不容易起皱纹，不易长斑，对外界刺激不敏感，由于皮脂分泌过多，容易长粉刺、痤疮，常见于青春期人群。

（一）油性皮肤形成的原因

油性皮肤的形成与皮脂腺分泌过度旺盛有关。与遗传也有较大的关系，如果在平时的生活中经常熬夜、吃刺激性食物，或雄激素分泌过于旺盛，都有可能刺激皮脂腺分泌更多的油脂，从而出现油性皮肤。如果出油并不是很多，在皮肤表面形成一层保护膜，能减少皮肤水分流失；但若皮肤有过度油腻的情况，可能会导致毛孔堵塞，容易出现长痤疮和皮肤黯淡无光的现象。

（二）油性皮肤的临床表现

皮脂分泌旺盛，多数人肤色偏深，毛孔粗大、皮肤油腻光亮，甚至出现橘皮样外观，pH < 4.5，偏酸性，很容易黏附灰尘和污物，引起皮肤感染或出现痤疮等。油性皮肤可分为普通油性和超油性两种。这类皮肤对物理性、化学性及光线等因素刺激的耐受性强，不容易产生过敏反应，只要注意科学养护，会给人以一副健康、强壮和自然的面容。

（三）油性皮肤的日常养护

1. 洁面水温可偏高，以40℃左右为宜。用洁面力度强的香皂或洗面奶，去掉附着在毛孔中的污物，用洗面海绵反复擦洗洁净。为彻底地清除皮肤表面的油脂、死细胞和毛孔当中的污垢，每周使用中性磨面膏对皮肤进行1~2次深层清洁，磨面要在早上进行，磨面之后一定要涂上有湿润作用的日霜，如果阳光很强，还要使用防晒霜。

2. 用调节皮脂分泌的化妆水护理肌肤，用适于油性皮肤的护肤品营养皮肤。

3. 不偏食油腻之物，多食蔬菜、水果。

4. 经常做深层皮肤护理：洗面、蒸汽浴面、按摩、敷面膜。选择适合自身皮肤特点的化妆品。

5. 卸妆：注意避开脆弱的眼部，或使用针对性的眼部卸妆产品分开卸妆。其余面部肌肤则用卸妆清洁力比较强的卸妆油，以油卸油，清除肌肤毛孔深处的彩妆和油脂分泌物。

6. 补水保湿：使用水包油产品，内含透明质酸（玻尿酸）、甘油、角鲨烯等保湿成分。水包油产品可为油性肌肤补充所需水分，但又不会因过度油腻而造成肌肤不适感。

四、混合性皮肤养护技术

混合性皮肤兼有油性和干性皮肤的特征。在面部 T 区（前额、鼻、口周、下颌）呈油性状态，眼部及两颊呈干性状态。其 T 区的纹理看不清楚，有油光、眼部及两颊处纹理则较明显，鼻周及下颌处有颗粒阻塞物。23～35 岁的女性中，70%～80% 属此类。

（一）混合性皮肤形成的原因

1. 季节因素 夏季气候湿润，皮肤分泌油脂较多，皮肤混合偏油性，面部 T 区位置比较油腻，毛孔粗大；冬季气候干燥，皮肤油脂分泌较少，会出现混合偏干的状态，主要是皮肤的 T 区位置偏油，脸颊偏干，会有紧绷的感觉。

2. 护理不当 在日常的皮肤护理中，处理不当会导致皮肤水分过少而引起皮肤油脂分泌过多，肌肤中的油水含量比例失衡形成混合性皮肤，如清洁、保养不当等，平时不注重皮肤的清洁或滥用碱性用品洗脸等。

3. 作息不规律 压力及熬夜等会导致体内的代谢缓慢，引起皮肤水分流失，出现色素沉着、皱纹、皮肤黯淡、黑眼圈等情况，水油失衡等会导致出现混合性皮肤。

（二）混合性皮肤的临床表现

1. 混合性皮肤兼有油性与干性皮肤的共同特性。常见临床表现为额部、鼻部、口周、下颌部位油脂分泌旺盛，皮肤油腻、纹理粗、毛孔粗大，易出现痤疮。

2. 皮肤 pH 值较健康皮肤偏碱，容易滋生细菌，导致痤疮及黑头的产生，患者感觉皮肤干，特别是面颊、口周皮肤常出现缺水表现。

3. 脸颊部位皮脂分泌较少，皮肤干燥、角质层含水量低，无光泽，弹性差，易衰老产生皱纹，有时伴有毛细血管扩张。

（三）混合性皮肤的日常养护

1. 保持水油平衡 注重日常皮肤的养护，补充足够的水分，保持水油平衡。

2. 洁面 选择清洁力度强的洗面奶，重点是清洁额部、鼻部、口周及下颌部油性皮肤，而面颊部皮肤则选择清洁力度弱一点的洗面奶进行清洁即可。在洁面时，还可采用冷热水交替洗脸，可用温热水将 T 区清洗干净，再用冷水将整个面部清洗干净。

3. 敷面膜 选择面膜时，要根据不同的情况进行选择。在额部、鼻部、口周及下颌部，可使用油性专用面膜；而面颊部可使用干性皮肤专用面膜。

4. 护肤品的选用 根据季节和皮肤特点，需变换使用护肤品。秋冬或油脂分泌较少时，选用油脂性较强的护肤品；春夏或油脂分泌较多时，选用含水量多、含油脂少的护肤品。可采用分区护理方式，根据面部不同部位的情况使用不同的护肤品。

5. 饮食要求 多喝水，多吃新鲜水果、蔬菜，少吃油腻、辛辣食品。

6. 不宜化浓妆 特别是夏季化妆不宜太浓。当油脂分泌较多时，可以用粉饼或吸油纸吸去。睡前必须彻底卸妆以利于皮肤呼吸。

7. 注意防晒　外出时要涂防晒霜，防止紫外线对皮肤的损害。

任务三　面膜养护技术

一、面膜的原理

面膜是一种敷在面部的护肤产品，它含有各种营养成分和保湿因子，能够在短时间内为肌肤提供深层的滋养和保湿。面膜能够帮助改善肌肤的各种问题，如干燥、缺水、暗沉、细纹等。面膜是集洁肤、护肤和美容为一体的多用途保养品，面膜涂敷以后会与皮肤充分接触形成一层薄膜，暂时隔离外界的尘埃和污染的空气，提高皮肤温度使皮肤毛孔扩张，促进汗腺分泌与新陈代谢，使皮肤的含氧量上升，有利于皮肤排出新陈代谢的产物和表皮累积的油脂类物质；面膜中的水分渗入表皮的角质层，可使皮肤变得柔软、光亮、有弹性。

二、面膜的种类和作用

（一）面膜的种类

1. 按面膜性质　可分为普通面膜、美容面膜、美容倒膜。

（1）普通面膜　种类繁多，按形状不同，可分为粉末状面膜、膏状面膜和啫喱面膜。

1）粉末状面膜　膜体呈粉末状，使用时需要用水调和，如中草药面膜。

2）膏状面膜　呈牙膏状，直接涂于面部，干后用清水清洗即可，使用、携带方便，收敛性强。

3）啫喱面膜　透明黏稠，呈果冻状，使用时直接涂敷，根据干后的状态不同，分为可干啫喱面膜和保湿啫喱面膜两类。可干啫喱面膜干后凝结成整体，可整张撕下，又称撕拉式面膜，对污垢和老化角质的黏附力较强，清洁力佳，可用于油性、老化角质堆积较厚的皮肤。

（2）美容面膜　又称软膜，主要基质为淀粉、黏土等，可加入多种营养物质，具有营养、美白、防皱、延衰的功效。特点为：用水调和后，涂在皮肤上形成质地细软的薄膜；性质温和，对皮肤无压迫感；皮肤自身的分泌物被膜体阻隔在膜内，反渗到角质层，从而给皮肤补充足够的水分，使皮肤明显舒展，细小皱纹消失。如珍珠粉面膜、人参粉面膜。

（3）美容倒膜　即"硬膜"，用适量水将面膜粉调成糊状，涂用后5~8分钟凝固成型，美容护肤结束后可将面膜整体揭除，其形状如面部轮廓。其可分为热倒膜和冷倒膜。热倒膜对皮肤进行热渗透，适用于干性、中性、衰老性和色斑性皮肤；冷倒膜具有制冷作用，可收缩粗大毛孔，使皮肤皮脂腺分泌油脂下降，适用于油性、痤疮性、敏感性、微血管扩张的皮肤。

2. 按面膜质地　可分为撕拉型、调合膏状型、乳霜型、鲜果自制型、面贴布型等。

（1）撕拉型面膜　主要是借助物理作用对皮肤进行深层清洁。它大多是透明或半透明的胶状液体，敷到脸上变干后结成一层薄膜，使表皮温度升高，从而能促进血液循环和新陈代谢。面膜干燥后，通过撕拉的方式将毛孔中的污物带出来，且为皮肤去掉了死皮。

（2）调合膏状膜　一般含有深海泥、各种矿物质、植物精油等营养成分。它不仅能够有效清洁皮肤，而且能利用水分软化阻塞在毛孔口的硬化皮脂，使粉刺和黑头很容易被拔出来。为了保存其中营养物质的有效成分，往往在产品内加入较多的防腐剂，所以敏感性皮肤应谨慎使用。

（3）乳霜型面膜 质地和护肤霜相近，具有美白、保湿、舒缓等效果。使用方便，敷完后只要用面纸擦拭干净即可。因质地温和，所以乳霜型面膜适用范围比较广，敏感性肌肤也能放心使用。

（4）鲜果自制面膜 大多由新鲜蔬果制成，因为它的保鲜条件较为苛刻，所以在美容院最常见。许多人喜欢用新鲜瓜果、奶制品自己调制面膜，也属这一类。

（5）面贴布型面膜 最方便，贴上揭下十分简便。面膜上含有高浓度精华液，不仅均匀分布，而且微粒极小，能够快速透过皮肤进入肌肤内部，大大提高面膜的滋养性。但这类面膜没有清洁效果，不适合需要深层洁肤的人。面贴布型面膜按材料还可分为以下几种类型。

1）无纺布面膜 无纺布是市面上最常见的面膜布类型，价格亲民，容易让使用者接受。缺点是其与皮肤亲和力不佳，仅仅是精华液的载体；精华液中的营养成分透皮吸收效果不理想。而且无纺布面膜会出现"反吸"现象。

2）蚕丝面膜 主要的原材料是蚕茧中的蚕丝纤维和活性蚕丝蛋白。蚕丝构造成分与人体皮肤极为相似，用作面膜纸极度亲和肌肤，可完美服贴，温和且不刺激，还能防止过敏、瘙痒；含有18种氨基酸，可以有效补充肌肤组织弹性蛋白与胶原蛋白，改善细纹；具有轻、透、软、薄的特点，还能防止皮肤被拉扯松垮，同时不会有反吸现象。其吸水性和锁水性强，保湿度是普通面膜的 5~10 倍，可长时间维持肌肤润泽感，让皮肤光滑、水嫩、富有弹性。

3）生物纤维面膜 生物纤维是目前最先进的一种面膜布材质，由植物萃取，相对于传统面膜更加服贴，且透气性好、无黏腻感，是面膜布未来的发展趋势。

（二）面膜的作用

1. 补水保湿 面膜通过形成封闭环境，使皮肤温度升高、毛孔扩张，从而进行深层补水。这是最常见的面膜功效之一。面膜可以快速地给皮肤补充所需的水分和营养，使肌肤在短时间内恢复水润状态。

2. 清洁作用 部分面膜具有清洁效果，可以清除面部油脂和新陈代谢产生的废物等，防止毛孔堵塞，有利于控制粉刺和面疱的产生。

3. 美白淡斑 一些美白面膜含有特定的成分（如熊果苷），能够分解黑色素，达到美白的效果。同时，补足水分后的角质层在光线的反射下也会让皮肤看起来更白皙透亮。

4. 抗衰老祛皱 敷面膜过程中，皮肤表面温度会升高，这有助于促进面部血液循环及新陈代谢，增强皮肤的弹性和活力，从而达到抗衰老的效果。此外，有的面膜还具有紧致和提升的功效，可以改善细纹和皱纹等问题。

5. 修复受损的皮肤 医学上应用的特殊面膜或医用敷料可以帮助修复因各种原因导致的皮肤受损，加速伤口愈合和组织再生过程。

三、面膜使用方法和注意事项

（一）面膜使用方法

1. 硬膜使用方法

（1）操作前准备 顾客平卧位，毛巾包头，暴露面部，清洁面部、奥桑喷面或热毛巾敷面 5~8 分钟，面部按摩、涂倒膜底霜。

（2）调膜 取倒膜粉 250g，放于调膜碗中，加水 100ml 调成匀浆。调制时应迅速混匀，以免硬膜干硬无法使用。

（3）敷膜 用纱布遮盖眼部、口部，用调膜棒依次涂抹颈部、下颌部、面颊、下颏、唇鼻之间、鼻部、额头，厚薄均匀，表面光滑。露出鼻孔；鼻塞者露出口部；若顾客恐黑，应露出眼部。

（4）卸膜　敷膜20～30分钟后，即可卸膜，嘱顾客做微笑动作以松动面膜，再用双手掌贴于脸侧，均匀用力，由下至上将面膜整个取下。取膜时，动作应轻柔，以免损伤顾客皮肤。

（5）润肤　清水彻底洗净，面部拍收缩水、柔肤水，涂营养霜。

2. 软膜使用方法

（1）操作前准备　顾客平卧位，毛巾包头，暴露面部，清洁面部、奥桑喷面或热毛巾敷面5～8分钟，面部按摩。

（2）调膜　取软膜粉25～30g放于调膜碗中，加入适量蒸馏水，用调膜棒按顺时针方向快速调试。

（3）敷膜　用调膜棒将软膜糊按"由中间向两边，从下到上"的顺序进行涂敷，动作要快，涂敷动作沉稳，幅度要大；面膜厚薄均匀，表面光滑。

（4）卸膜　敷膜15～20分钟后，待其全部干透，即可从下向上卸膜。

（5）润肤　同硬膜。

（二）面膜使用注意事项

1. 使用时间　以15分钟为宜。时间过短，面膜中的精华不能完全被皮肤吸收；时间过长，不仅会使水分倒流，还可能引起细菌滋生，引发各种皮肤病。

2. 敷膜时机　洗完脸后建议不要立即敷面膜，可以先用爽肤水或是补水喷雾给皮肤补水，做完补水工作后，再敷面膜。

3. 敷膜次数　正常情况下，每周敷2～3次即可。倘若皮肤出现极度缺水与脱皮的症状，则可以增加面膜的使用次数，以每周3～4次为宜。不宜天天敷面膜，因其可能会使皮肤变得敏感，引起皮炎。

4. 敷膜后的工作　敷完面膜后，可以按摩面部，使面膜里的精华尽可能多地被吸收，没有被吸收的精华应及时清洗干净，然后再进行其他的护肤工作。

•••• 目标检测

答案解析

单项选择题

1. 下列关于肤质的描述中，正确的是（　　）

　　A. 中性肤质面部不干也不油、比较细腻，不耐日晒，对外界不敏感

　　B. 油性肤质面部油亮、毛孔粗大，易长粉刺、皱纹

　　C. 混合性肤质T区部位有油光，易长粉刺，其他部位干燥

　　D. 干性肤质皮肤细腻，换季时干燥、易脱皮，不易长皱纹

2. 面部按摩可以改善皮肤（　　）

　　A. 过敏　　　　　　　B. 毛细血管扩张　　　　C. 油脂分泌过量　　　　D. 晦暗和苍白

3. 为了尽量将面部的皱纹展开，美容按摩的走向应注意（　　）

　　A. 由上至下　　　　　B. 由两边至中间　　　　C. 由外至内　　　　　　D. 由内至外

4. 普通补水面膜不具有（　　）作用

　　A. 恢复皮肤弹性　　　　　　　　　　　　B. 收缩毛孔

　　C. 补水保湿，减少紫外线伤害　　　　　　D. 增加皮肤弹性

5. 敷软膜涂抹时，应从（　　）开始

　　A. 额头　　　　　　　B. 眼周　　　　　　　　C. 口周　　　　　　　　D. 颧骨

6. 使用软膜最适宜的时间是（   ）

    A. 5～10 分钟   B. 10～15 分钟   C. 15～20 分钟   D. 20～25 分钟

（陈 蕾 尹 璐）

书网融合……

重点小结   习题

项目六　面部常见损美性皮肤养护技术

PPT

学习目标

知识目标：通过本项目的学习，应能掌握痤疮性、衰老性、色斑性、敏感性、晒伤性皮肤的临床表现和日常养护方案；熟悉痤疮性、衰老性、色斑性和敏感性皮肤形成的原因和化妆品的选择；了解痤疮性、衰老性、色斑性、敏感性和晒伤性皮肤的治疗和预防。

能力目标：能运用所学痤疮性、衰老性、色斑性、敏感性和晒伤性皮肤的养护技术为顾客进行专业的皮肤养护及日常的家庭皮肤保养指导。

素质目标：通过本项目的学习，具有珍视美丽，以顾客的需求为先，为每一位顾客提供个性化、专业化美容服务的意识。

情境导入

情境：小白，女，大一新生，刚入学不久就遇到了一件烦恼的事情，之前从不长痘的脸上开始出现了一些小粉刺，持续两月有余，在使用了洗面奶和一些补水和控痘的面膜后不见好转，小白很苦恼，性格也变得不那么开朗、自信。

思考：1. 作为美容师，你可以为小白提供什么治疗方案？
　　　　2. 除了治疗痤疮外还需要注意什么？具体怎样实施？

任务一　痤疮性皮肤养护技术

痤疮是年轻人中最常见的皮肤病之一，俗称"青春痘"，是面部常见的损美性皮肤。

一、痤疮的定义

痤疮俗称青春痘、粉刺、暗疮，中医古代又称面疮、酒刺，是青春期常见的一种毛囊皮脂腺慢性炎症性疾病。发生年龄为 12 ~ 25 岁，但也有 10 岁或 30 岁初发的，主要与个人的体质、所在地域环境及饮食作息有关。其好发于面、背、胸部等含皮脂腺较多的部位。主要表现为粉刺、丘疹、脓疱、结节、囊肿及瘢痕等多种皮损。

二、痤疮的成因与发病机制

痤疮的形成受多种因素影响，目前对于痤疮发病机制仍未完全阐明。一般认为，与以下因素有关。

1. 生长发育　进入青春期后，雄激素水平升高，刺激毛囊皮脂腺分泌，皮脂排出增多，阻塞毛孔，促使面部痤疮出现。由于雄激素、黄体激素、肾上腺皮脂激素、下丘脑垂体激素等可促进皮脂腺分泌，尤其是青春期，雄性激素分泌增加，刺激皮脂腺细胞脂类合成，引起皮脂增多，皮脂淤积于毛囊口而形成脂栓。同时，皮脂又是痤疮丙酸杆菌的养料，促使其排泄大量炎性副产物，促进痤疮发展。此外，女性在月经前期，体内黄体激素的增加也会刺激皮脂腺分泌增多，导致痤疮增多。

2. 遗传 据研究表明，73%的痤疮与遗传有关。痤疮存在遗传倾向，如果父母双方均为油性皮肤或混合性皮肤，曾患过痤疮，那么子女患痤疮的概率也会增加，有的家族好几代人都患有痤疮。遗传是决定皮脂腺大小及其活跃程度的一个重要因素。

3. 皮肤屏障受损 过度清洁、使用皂基洁面乳、反复去角质等会导致皮肤屏障受损，皮肤水油平衡被破坏。成人痤疮产生的原因多属于此类。

4. 细菌或真菌感染 痤疮丙酸杆菌和表皮葡萄球菌是导致各种痤疮皮损的主要菌种。极少部分痤疮是由真菌感染导致的。

5. 幽门螺杆菌感染 胃部感染幽门螺杆菌会导致痤疮发生。

6. 妇科疾病 部分女性患痤疮与妇科疾病有关。例如，患有多囊卵巢综合征的女性多数会长痤疮，其痤疮不仅严重，更难以治愈，且复发率极高。

三、痤疮发生的诱因

1. 饮食 若平时喜欢吃含脂肪、糖类高的食物，如油炸食物、巧克力、干酪、花生等，则容易使面部痤疮形成或加重。

2. 药物因素 皮质类固醇激素、溴制剂、碘制剂等可引起痤疮。

3. 精神因素 精神紧张、压力过大，生活不规律、情绪低落，会导致肾上腺皮质激素变化，可使皮脂分泌增加，形成痤疮。

4. 胃肠功能失调 胃肠功能不良，便秘等，维生素 A、维生素 B_1、维生素 B_6、锌缺乏会引发痤疮。

5. 作息不规律 作息不规律、熬夜容易导致新陈代谢障碍，造成皮肤水分流失，长期熬夜还会导致内分泌失调，使面部出现痤疮，肤色黯淡。

6. 环境因素 外界环境条件恶劣，个人卫生清洁不到位也会引起痤疮。

7. 化妆品使用不当 使用化妆品不当容易导致毛孔堵塞，若在此基础上卸妆不彻底，则更容易使面部长痤疮。

四、痤疮的分类与临床表现

1. 粉刺 是由于皮脂腺分泌过剩、老化角质细胞堆积过厚，导致毛囊堵塞而引起的局部隆起。它是痤疮的非炎性皮损表现，又可分为闭合性粉刺（白头粉刺）和开放性粉刺（黑头粉刺），见图 6-1。粉刺周围由于炎症反应及微生物的作用，可演变为丘疹、脓疱、囊肿及瘢痕。

（1）白头粉刺（闭合性粉刺） 堵塞时间短，直径约 1mm 大小的灰白色丘疹，无明显毛囊开口，表面无黑点，挤压出来的是白色或微黄色的脂肪颗粒。

（2）黑头粉刺（开放性粉刺） 为角蛋白和类脂质形成的毛囊性脂栓，圆顶状丘疹，伴显著扩张的毛囊开口，表面呈黑色，挤压后可见有黑头的黄白色脂栓排出。

2. 丘疹 炎性丘疹呈红色（图 6-2），丘疹中央有变黑的脂栓，即黑头粉刺，属于炎症性痤疮。肉眼观察，可以看到丘疹一般位于毛囊的顶部，是在表皮下产生的一个小而硬的红肿块。

3. 脓疱 以红色丘疹为主（图 6-3），大小不一，丘疹中央可见白色或淡黄色脓疱，破溃后可流出黏稠的脓液，常为继发感染所致。由于脓疱的囊壁破裂处较接近皮肤表面，如果经专业的处理，治愈后一般不会留下瘢痕。

4. 结节　当痤疮进一步发展时，炎症向深部发展，触摸皮损处会有较硬的异物感，这便是结节（图6-4）。初期触摸较痛，与丘疹及脓疱不同的是它的囊壁破裂在皮肤较深处，这表示炎症较重，而且涉及更多组织，大部分结节突出皮肤表面，也有部分结节在皮下，不易察觉出异样。结节化脓破溃后，通常会将炎症扩散到邻近的毛囊，并留下瘢痕。

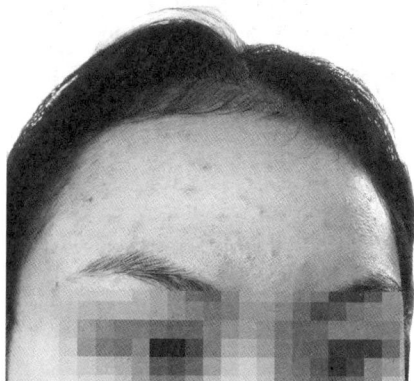

图6-1　粉刺

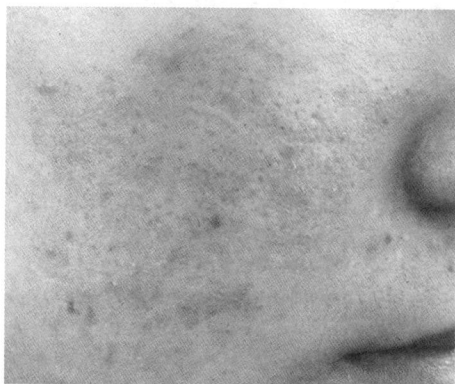

图6-2　丘疹

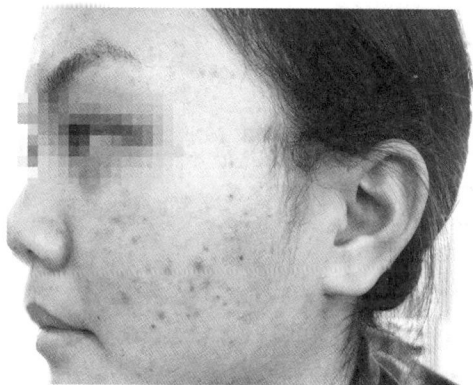

图6-3　脓疱

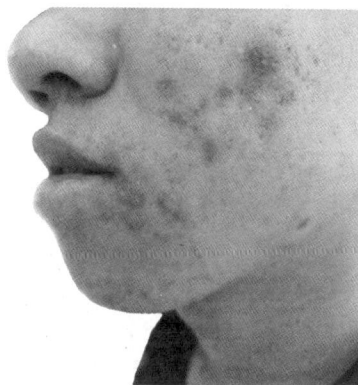

图6-4　结节

5. 囊肿　皮损处多为黄豆大小或花生米大小，暗红色，与结节不同的是，囊肿按之有波动感，呈圆形或椭圆形（图6-5）。肉眼观察，囊肿就像一个覆了膜的凹洞。通常，囊肿会随着时间的延长而慢慢扩大，膨胀后的囊壁变得更薄，非常容易因外伤而破裂。囊肿的发生部位较深，其中充满脓液和血液的混合物，当囊壁破裂时会有严重的炎症反应，愈后皮肤会留有明显瘢痕。

6. 瘢痕　炎性丘疹受到损害，使真皮组织遭到破坏，形成瘢痕。炎性皮损消退后，除常常遗留色素沉着、持久性红斑外，还会遗留凹陷性或肥厚性瘢痕。痤疮瘢痕一般有以下三种。

（1）表浅性瘢痕　是指皮肤的浅表瘢痕。这种类型的瘢痕外观比正常皮肤更粗糙，通常呈小环状或线状，与其他类似瘢痕不同的是，表浅性瘢痕组织更柔软、更光滑，瘢痕周围的皮肤可以被捏起，随时间的推移瘢痕会逐渐变平。

（2）萎缩性瘢痕　是指在炎性丘疹、脓疱损害吸收后或治疗不当而留下的瘢痕，是一种不规则的浅层瘢痕，也称冰锥样瘢痕（图6-6），这种瘢痕会伴随一生。

（3）瘢痕疙瘩　是指在炎性丘疹、结节、囊肿等皮肤损伤愈合后，或属于瘢痕体质的人，在发生过痤疮的皮肤表面形成的肥厚和增生性瘢痕，这些瘢痕既坚硬又厚实。它们表面发光且没有毛囊开口，常发生于下颌、颈、肩、背、胸和面部。

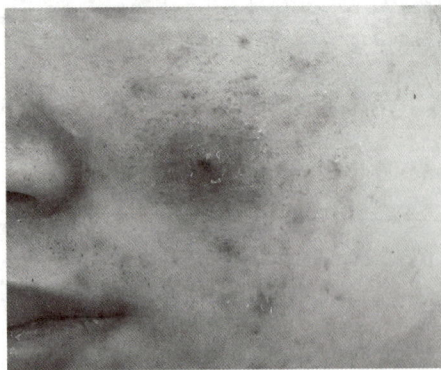

图 6-5 囊肿

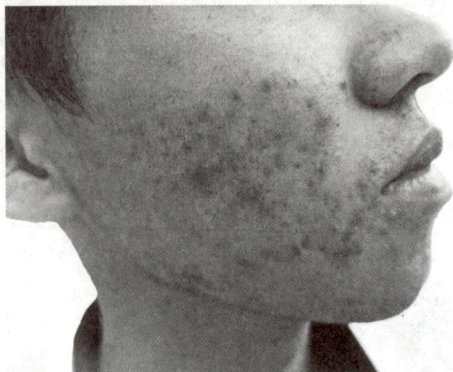

图 6-6 萎缩性瘢痕

痤疮 Pillsbury 分级法

0 级：非常小的粉刺或小丘疹。

Ⅰ级（轻度）：散在性丘疹、粉刺，有小脓疱；皮损数少于 30 个。

Ⅱ级（中度）：成堆的丘疹、粉刺，有小脓疱；皮损数在 31~50 个。

Ⅲ级（重度）：丘疹、粉刺，有小脓疱；皮损数在 51~100 个，结节少于 3 个。

Ⅳ级（极重度）：严重成堆的丘疹、粉刺，有小脓疱、结节、囊肿和瘢痕；皮损数在 100 个以上，结节/囊肿在 3 个以上。

五、痤疮性皮肤化妆品的选择

根据痤疮的成因，在治疗痤疮的化妆品中添加有多种功能性原料，如：对于皮脂过度分泌者，可以使用皮脂抑制剂；对于角化过度引起的毛囊堵塞，可以用角质溶解剥离剂；要抑制细菌的繁殖，可以使用杀菌剂。

1. 皮脂抑制剂 皮脂的分泌亢进是由雄激素所支配，雄激素分泌过多导致皮脂分泌过于旺盛。因此，可使用含有能抑制皮脂分泌的维生素 B_6 成分的化妆品。

2. 角质溶解剥离剂 包括硫磺、水杨酸、乙醇酸、间苯二酚等。目前，水杨酸制剂常运用于痤疮的临床治疗。临床疗效研究发现，水杨酸应用于治疗炎性痤疮时，治愈速度较快，并在一定程度上能抑制炎症，痤疮复发率较低。

3. 杀菌剂 主要有甘草酸、壬二酸、过氧化苯甲酰等。

4. 植物精油类 包括茶树精油、百合精油、紫草精油、薄荷精油、金盏花精油等具有祛痘功效的精油。

5. 中草药类 常用的有黄柏、小连翘、金盏草、甘菊、紫草根、杏仁、大黄、金缕梅、菟丝子、七叶树、牡丹皮、杨梅、龙胆草等。

六、痤疮性皮肤的治疗

痤疮性皮肤的临床治疗主要是口服与外用两种。

（一）口服

1. 西药 包括米诺环素、甲硝唑、维 A 酸、硫酸锌片。

2. 中药　包括肺经风热型、脾胃湿热型、气血瘀滞型三种类型。

（1）肺经风热型　清肺散热。枇杷清肺饮加减。主要组成：枇杷叶、黄芩、桑白皮、栀子、苦参、野菊花、白茅根、赤芍、黄连、生槐花。

（2）脾胃湿热型　清热利湿通腑。茵陈蒿汤合平胃散加减。主要组成：栀子、黄芩、茵陈蒿、益母草、大青叶、制大黄、白鲜皮、苍术、陈皮、厚朴、炙甘草。

（3）气血瘀滞型　行气活血，化瘀散结。血府逐瘀汤。主要组成：桃仁、红花、当归、川芎、生地黄、赤芍、桔梗、柴胡、川牛膝、枳壳、炙甘草。

（二）外用

1. 西药

（1）3%过氧化氢溶液（俗称双氧水）　痤疮丙酸杆菌为厌氧菌，在临床上常用3%双氧水作为杀菌剂，多用于有脓性分泌物的创面或囊肿型、结节型痤疮在电针穿刺后的创面深部；使用时避免滴入眼睛；处理完一个创面，立即更换新的双氧水棉签，以防交叉感染，同时尽量避开正常皮肤。

（2）庆大霉素针剂　对创面有良好的消炎作用，在创面表面湿敷 2~3 分钟，或敷面膜前抹在创面上。

（3）0.5%甲硝唑软膏　甲硝唑是目前治疗厌氧杆菌感染效果较好的药物，适用于丘疹型、脓疱型痤疮，可直接涂抹于局部或加在面膜里。

另外，临床上还使用 0.05%~0.1%维 A 酸乳膏、1%四环素软膏、1%~2%硫酸锌软膏、2%红霉素软膏、5%硫磺软膏、5%~10%过氧化苯甲酰等。

2. 中药

（1）颠倒散　清热解毒，调成面膜使用，主要成分有大黄、硫磺等。

（2）玉露膏　对大肠埃希菌、金黄色葡萄球菌、白色念珠菌有抑制作用。主要成分有全蝎提取物、乌梢蛇、狼毒、白鲜皮、蝉蜕、土大黄、艾叶、苦参、癣草、薄荷脑、0.1%~0.3%醋酸氯己定等。

七、痤疮性皮肤的护理

（一）痤疮性皮肤护理原则

1. 白头、黑头粉刺型　用针清方法及时彻底清除后，用无菌喷雾进行湿敷即可。

2. 丘疹、脓疱型

（1）彻底清除脓性分泌物，创面消炎杀菌。

（2）需到美容院做相关治疗。

（3）需配合内服药物治疗。

3. 囊肿型

（1）需在医院治疗，可先做红蓝激光（蓝光作用于皮肤表层，可杀灭痤疮丙酸杆菌而起到抗菌、消炎的作用，而红光起到去除痘印、修复痘疤的作用），再用电针做囊肿穿刺、注药或引流。

（2）配合美容院定期护理，以加快愈合。

（3）需配合口服药物治疗。

4. 结节型

（1）对柔软可移动的结节，可在医院做电针穿刺或火针点刺。

（2）配合美容院定期护理。

（3）需配合口服药物治疗。

（二）痤疮性皮肤护理程序

准备工作→消毒→卸妆→洁面→爽肤→蒸面→去角质→仪器养护→排痘→按摩→面膜养护→爽肤、润肤→整理内务。

（三）痤疮性皮肤护肤卡的制作

对于存在痤疮问题的顾客，美容师应先为其进行皮肤分析，将分析结果记录在美容院顾客资料登记表（表6-1）上，并按照检测结果制订合理的护理方案。护理结束后，应填写护理记录及相关备注，并向顾客提出家庭皮肤保养建议。

表6-1　美容院顾客资料登记表

顾客姓名：	性别：	年龄：	职业：

一、皮肤诊断：以下每个备选项下，若有多个备选答案或部位要选择，须同时打"√"以明确选择。

1. 采用检测方法	□肉眼观察　□美容放大镜　□美容光纤显微检测仪　□其他：		
2. 检测数据和结果			
（1）皮肤状况	部位代号：面颊（M）；T区（T）；眼部（Y）；口周（Z）；全脸（Q）		
①肤质	□光滑	□粗糙	□极粗糙
②角质厚度	□厚	□较厚	□薄
③皮肤湿润度	□良好	□平均	□不足
④皮脂分泌	□过剩	□适当	□不足
⑤毛孔大小	□细腻	□比较明显	□很明显
⑥肤色	□红润、有光泽	□苍白、无血色	□偏黄/偏黑/晦暗
⑦皮肤弹性	□良好（皮肤紧致）	□一般	□差（皮肤下垂）
（2）皮肤类型　（缺水/缺油）	□中性　　□油性（缺水/缺油）　□混合性（偏油/偏干）　　□干性（缺油/缺水）		
（3）皮肤问题	□色斑/色素沉着　　□痤疮（丘疹/脓疱/结节/囊肿）　　□老化　□日晒伤		
	□粉刺/黑头　　□敏感/过敏　　□毛细血管扩张　□瘢痕		
①皮肤敏感症状	□发痒	□发红	□灼热　　□起疹子
②皮肤皱纹（程度与部位）	□浅（T/Y/Z/Q）　□较浅（T/Y/Z/Q）　□深（T/Y/Z/Q）　□较深（T/Y/Z/Q）		

二、专业护理方案（项目名称）

护理目的：1.

　　　　　2.

　　　　　3.

序号	护理步骤	护理产品名称、仪器	使用说明
1			
2			
3			
4			
5			
6			
7			
8			

续表

9			
10			
11			
12			
13			
14			
15			
16			

备注：如操作步骤中没有涉及产品/仪器/使用说明，则无须填写。

（四）痤疮性皮肤的护理方案

1. 护理目的

（1）清洁皮肤，去除表皮的坏死细胞，减少油脂分泌，保持毛孔通畅。

（2）及时清除黑头、白头粉刺。

（3）对已经发炎的皮肤进行消炎杀菌。

2. 护理步骤　见表 6-2。

表 6-2　痤疮性皮肤护理步骤及要点

操作步骤	操作要点	主要作用	注意事项
1. 准备工作	①整理室内环境卫生，保证地面、床面、台面干净（图 6-7），调整室内房间音乐、灯光、空调。调整美容床床头高度（图 6-8） ②仪器设备准备：检查仪器性能确保正常，消毒好仪器备用（图 6-9） ③物品准备：产品、水、纸巾等（图 6-10） ④美容师自身准备：个人卫生与着装，协助引导顾客（图 6-11）	①避免美容师操作时经常起身 ②给顾客一种干净、卫生、温馨、专业的感受	细心整理与检查，避免遗漏某些环节而影响操作
2. 消毒	①用 75% 乙醇进行物品（工具、器皿及产品封口处）消毒（图 6-12） ②美容师双手用 75% 乙醇或免洗手消毒液，采用七步洗手法消毒（图 6-13） ③痤疮针提前浸泡半小时消毒	做好卫生防护，避免交叉感染	细心消毒，避免消毒不彻底
3. 卸妆	用棉片或棉棒蘸取卸妆液进行卸妆，棉片、棉棒一次性使用	溶化妆容，深层清洁	动作小而轻，勿使产品进入顾客眼睛
4. 清洁	用痤疮洁面凝胶洁面，采用五点法（图 6-14）	去除表皮的尘埃、汗渍等污物	口、鼻、眼、耳后不要有残留
5. 爽肤	棉片轻轻擦拭（图 6-15）	①保持皮肤的 pH 值 ②再次清洁	棉片湿润程度刚好
6. 分析皮肤并制订养护方案	目测、指触法检测或仪器检测	确定顾客当时的皮肤状态	第一次操作或做完一疗程后操作，不需要每次都操作
7. 蒸面	奥桑喷雾冷喷 15 分钟左右，喷口距顾客面部约 35cm（图 6-16），不可热喷	镇静	忌喷口距离过近、时间过短
8. 去角质	避开痤疮部位进行去角质（图 6-17）	去除死细胞	不宜过勤，痤疮严重者不进行去角质
9. 吸啜	使用真空吸啜仪（图 6-18），吸啜面部油脂和污垢	改善毛囊堵塞状态	避免拉动手法
10. 针清	在严格消毒下，针清（图 6-19）已成熟的痤疮至排出新鲜血为止。伤口处需涂上消炎膏或用高频电疗仪进行火花治疗（图 6-20），每个创面 10 秒	①清除脓性分泌物 ②消炎杀菌	针清每次只能清除 5~6 粒

续表

操作步骤	操作要点	主要作用	注意事项
11. 按摩	选择痤疮膏按摩,轻者按摩时间短、力度轻(以捏按法为主),重者禁止按摩	疏通皮脂腺	尽量减少摩擦,按摩时间为 5~10 分钟
12. 导入	超声波(图6-21)或阴阳电离子仪导入去脂消炎精华素	帮助治疗药物渗透,促进新创面恢复	避开受损皮肤;超声波适用于膏状、霜状药物的导入;阴阳电离子仪适用于水剂精华素的导入
13. 敷膜	敷冷倒模或痤疮消炎软膜(图6-22),时间为 15~20 分钟	消炎、镇静作用	避免使用各种净化面膜、热倒模,如矿物性面膜、强力清洁面膜等
14. 爽肤润肤	①轻拍痤疮消炎化妆水至吸收 ②去脂消炎精华点涂于皮损处,痤疮严重处可多涂两遍 ③痤疮部位涂痤疮治疗霜,其他部位涂乳液(图6-23)	收敛毛孔,平衡油脂	严格防晒
15. 整理	整理操作中使用过的用品、器具及周围环境(图6-24)	为下一个操作做准备	避免用品、器具不清洗消毒就二次使用

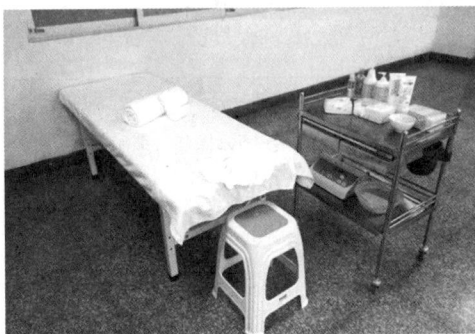

图 6-7 室内环境卫生

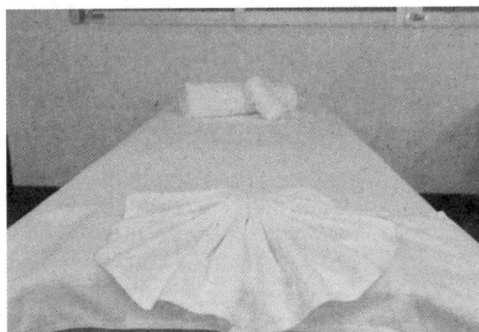

图 6-8 美容床

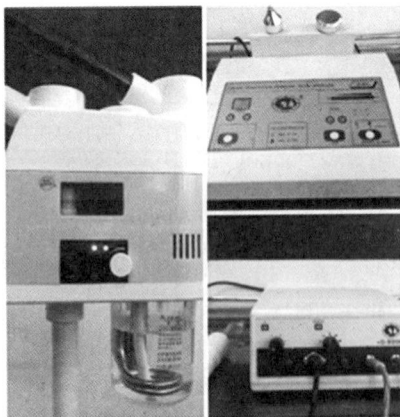

图 6-9 仪器准备

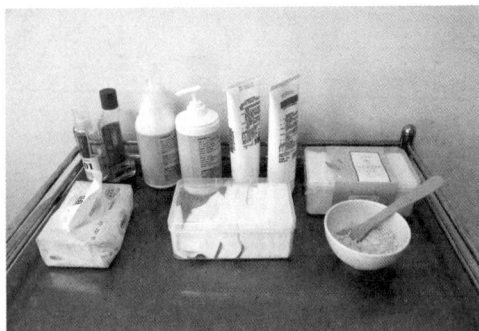

图 6-10 物品准备

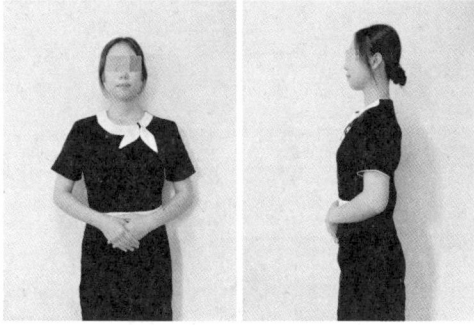

图 6 – 11　美容师自身准备

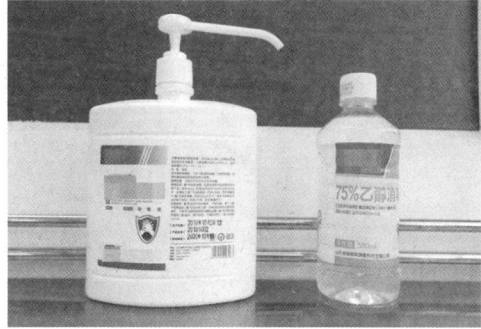

图 6 – 12　物品消毒

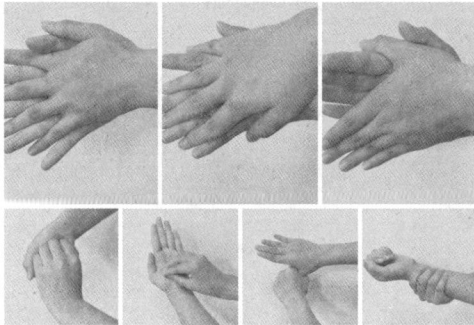

图 6 – 13　七步洗手法

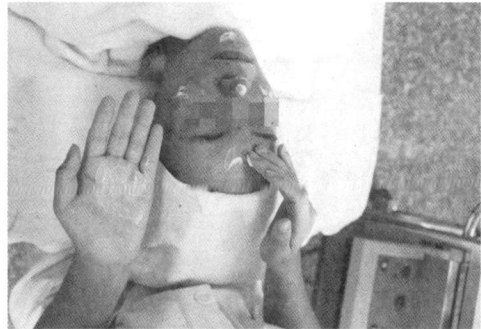

图 6 – 14　五点法

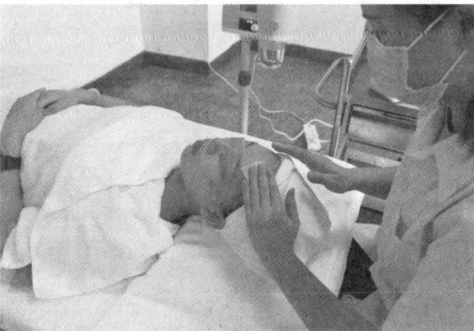

图 6 – 15　爽肤

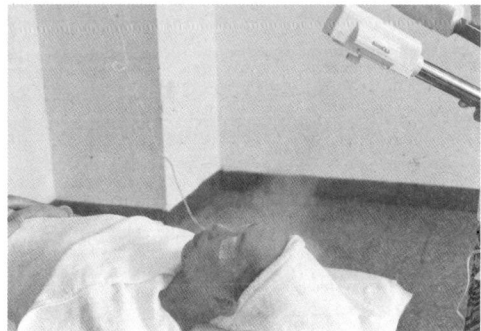

图 6 – 16　冷喷

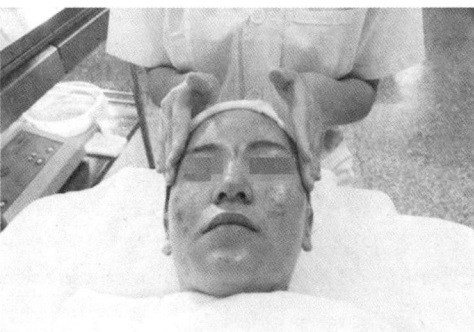

图 6 – 17　去角质

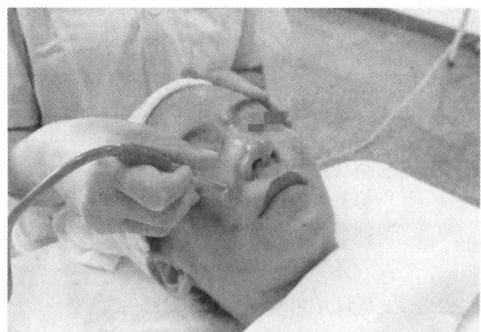

图 6 – 18　真空吸啜

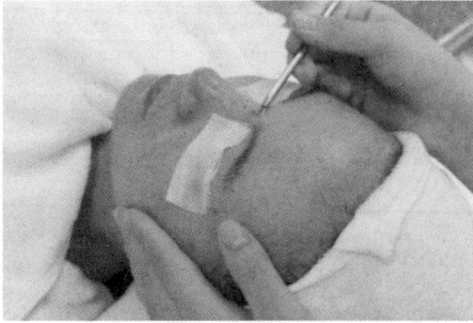

图 6 – 19　针清

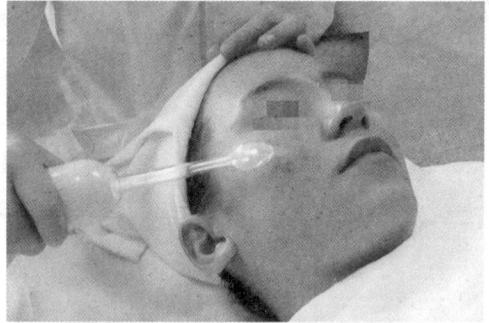

图 6 – 20　用高频电疗仪进行火花治疗

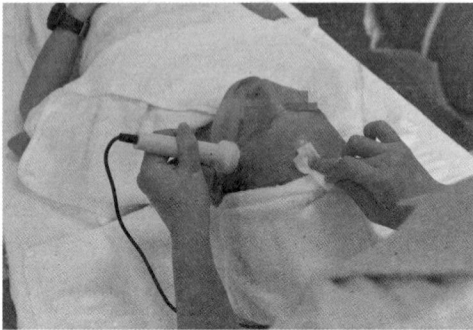

图 6 – 21　超声波导入

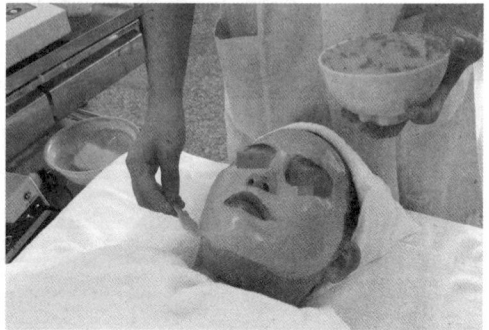

图 6 – 22　敷软膜

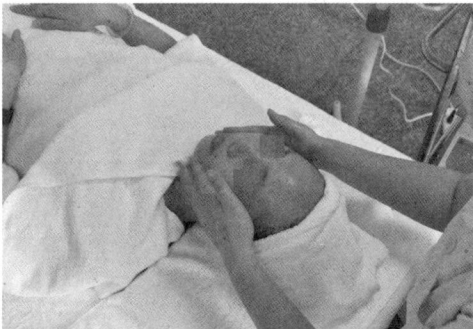

图 6 – 23　涂乳液

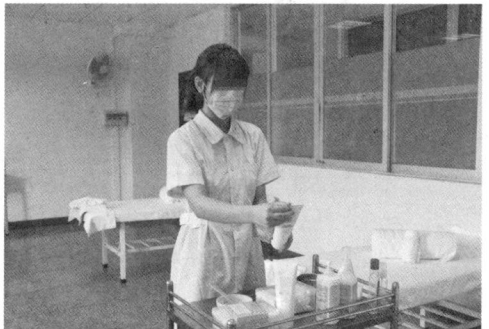

图 6 – 24　整理

3. 家庭护理计划　对于痤疮性皮肤，在家庭护理中，切记不能用手抠脸，最好不化妆，不用头发遮挡痤疮部位。不同时间段的养护具体如下（表 6 – 3）。

表 6 – 3　家庭护理计划

时间	养护内容
日间护理	1. 洁肤：用痤疮洁面凝胶，用温水将脸洗净 2. 调肤：涂祛痘收缩水平衡油脂分泌，收紧毛孔 3. 修复：涂痤疮精华素于面部，并以捏按手法按摩 1 ~ 2 分钟至皮肤完全吸收 4. 润肤：祛痘面霜、防晒乳液
晚间护理	1. 洁肤：用眼部卸妆液卸妆，再用痤疮洁面凝胶配合洗面刷进行清洁，遇到有炎症的痤疮部位，用面刷轻轻滑过，避免刺激痤疮，使之破损引起感染 2. 调肤：涂抹痤疮爽肤水调理肌肤 3. 修复：涂抹痤疮精华素于面部，以捏按手法按摩 1 ~ 2 分钟至皮肤完全吸收 4. 润肤：祛痘面霜、眼霜
每周护理	可进行消炎面膜或油脂平衡面膜调理 1 ~ 2 次

（五）痤疮性皮肤护理的注意事项与禁忌

1. 在护理初期，痤疮可能会有加重现象，主要是由于感染向皮肤表层转移；治疗一段时间后，情况会稳定下来。在护理期间，顾客每周要做 2 次专业美容护理，并严格遵守在家的自我护理措施，直到皮肤完全愈合。美容师要让顾客树立"痤疮是一个持续性问题，要不断加强护理、保养"的意识。

2. 正常情况下，按摩或挤压发炎部位的皮肤会使炎症扩散。但对于轻度的痤疮性皮肤来说，温和的按摩反而可以软化皮脂腺的角质硬块，使发炎区域的脓液更容易挤出；同时，采用淋巴引流按摩手法，还可以促进血液循环，帮助消除淋巴结中的炎症产物，促进痤疮的恢复。

八、痤疮性皮肤的预防

1. 饮食方面　多食蔬菜、水果、薯类及纤维素含量高的食物，如芹菜、韭菜、香蕉等，保证大便通畅，使肠道内积聚的毒素排出体外；忌食高糖、高脂、辛辣刺激性强的食物及水生贝壳类食物，少饮咖啡、可乐、茶等饮料。

2. 皮肤养护方面　选择性质温和的洗面奶，每日用温水清洁面部 2～3 次。选择面部护肤品时，注意选择油少水多的"水包油"型膏霜，有助于痤疮的康复。每周进行 1～2 次专业治疗和护理。

3. 皮肤防护方面

（1）忌选择油性护肤品及含有粉质的化妆品，避免因毛孔堵塞导致皮脂排出不畅，引起细菌感染，炎症加重。

（2）禁止用手挤压痤疮，以免炎症扩散，愈后遗留凹陷性瘢痕。

（3）禁止乱用外用药物，尤其不要使用含皮质类固醇激素的药物。

4. 情志方面　保持心情舒畅，注意劳逸结合，保证每天睡眠充足，使面部肌肉得到有效的放松与自我修复。

任务二　衰老性皮肤养护技术

一、衰老性皮肤的定义

人体皮肤老化是指皮肤出现功能性退化，使皮肤的防护能力、调节能力等减退，出现色泽、形态、质感等整体状况改变。皮肤老化可分为内源性老化和外源性老化。内源性老化是指皮肤随年龄增长而出现的自然老化，表现为皮肤变薄、出现细小皱纹、弹性下降、松弛等。外源性老化主要是指日晒所致的光老化，表现为皮肤松弛、粗糙，毛细血管扩张，出现皱纹、色斑，以及肤色呈淡黄色或灰黄色等。

> ▪ **知识链接**
>
> **自然老化皮肤与光老化皮肤的区别**
>
> 自然老化皮肤是指随着年龄增长而出现的皮肤衰老现象；光老化皮肤是指面部、颈部、手及前臂等部位的皮肤长期受到日光照射所引起的损害，是自然老化和紫外线辐射共同作用的结果。
>
> 对自然老化皮肤的临床观察显示，皮肤色素减少，厚度变薄，皱纹细微；光老化的皮肤表面粗糙，皱纹呈深沟，皮肤增厚，色素增加，分泌往往增加甚至亢进。皮肤组织学观察显示：自然老化皮

肤与光老化皮肤胶原蛋白含量均减少，但胶原蛋白纤维改变却不同，自然老化皮肤呈现退行性变化，而光老化皮肤为纤维增粗；弹性蛋白的含量，自然老化皮肤70岁后减少，光老化皮肤却增加；纤维状态，自然老化皮肤呈现退行性变化和分解，光老化皮肤纤维结构异常；皮肤肿瘤切片，自然老化皮肤多为脂溢性角化病及老年性血管瘤，光老化皮肤则多见癌前病变或基底细胞癌、鳞状细胞癌及黑色素瘤等恶性皮肤肿瘤。

二、皮肤老化的机制和表现

（一）皮肤老化的机制

人体各部分受遗传因素（基因）所控制而出现的一系列衰老现象是不可避免的。皮肤组织的成长期一般结束于25岁左右，25~30岁代谢减慢，自此，生长与老化同时进行，皮肤弹性纤维逐渐变粗。但由于人们的生活环境、生活方式、皮肤护理方法、遗传等诸多因素的不同，每个人的衰老程度、速度具有很大差异，它不仅与年龄有关，还受其他因素的影响。加速皮肤衰老的因素可分为内在因素和外在因素两方面。

1. 加速皮肤衰老的内在因素

（1）年龄因素 是唯一的不可避免的因素。年龄增长会导致皮肤的胶原蛋白含量减少，弹性纤维变脆，皱纹增加，以前轻微细纹逐渐加粗、变深甚至交叉；之后，皮肤逐渐下垂、松弛，甚至出现双下颏等。

（2）自主神经功能紊乱 生活节奏加快、工作压力、家庭纷争都会引起自主神经功能紊乱，导致内脏功能异常、失眠等，最终导致皮肤过早衰老。

（3）内脏功能病变 肝脏具有多种功能，如参与物质代谢、解毒、助消化等，如果肝脏有病变，会影响人体的新陈代谢；肾脏是人体重要的排泄器官，如果肾脏出现病变和功能障碍，体内的有害物质将无法及时排出，同样会阻碍人体的新陈代谢；如果心脏功能不全，氧气和营养物质不能及时通过循环系统输送到各个系统，会造成人体营养不足，进而影响皮肤新陈代谢，导致皮肤老化，色素沉着。

（4）内分泌紊乱 内分泌系统是调节人体新陈代谢、生长、繁殖的重要系统。内分泌腺通过分泌激素来调节代谢，如雄激素和肾上腺皮质激素，可以刺激皮脂腺生长、增殖与分泌，使皮肤滋润光滑；雌激素可以使皮下脂肪丰富，保持皮肤弹性等。当激素分泌减少时，皮肤功能逐渐下降，肌肤萎缩，失去光泽，更年期妇女应特别注意这一点。

2. 加速皮肤衰老的外在因素

（1）紫外线伤害 紫外线损伤又称光老化，是导致皮肤老化的主要因素之一（图6-25）。一般来说，紫外线可分为长波（UVA，波长为320~400nm）、中波（UVB，波长为290~320nm）和短波（UVC，波长为200~290nm）。其中，UVC紫外线对细胞的伤害最强，但由于大多数UVC经过臭氧层时被吸收和散射，无法到达地面。UVA在阳光中的剂量是UVB的100~1000倍，穿透力比UVB强30%~50%，可以深入真皮层，不受季节、云层、玻璃、水等的影响。UVA主要损害真皮层，导致真皮胶原蛋白含量减少，胶原纤维退化，弹性纤维结构退行性改变，是造成皮肤松弛、皱纹增多等光老化现象的主要原因。

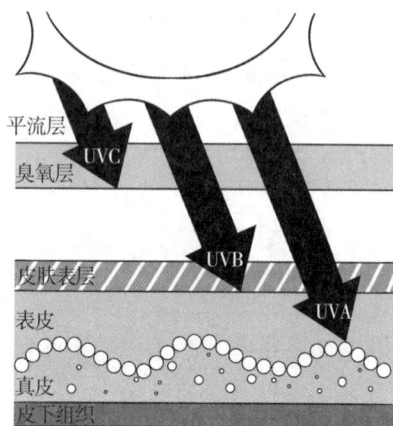

图6-25 紫外线不同波段对皮肤的伤害

（2）地心引力的作用　由于地心引力的作用，自然衰老下垂的皮肤会加速下垂。

（3）错误保养　用过热的水洗脸，过度按摩，劣质的化妆品，过度去角质，过多地扑粉等，都会降低皮脂含量，破坏角质层，减弱对皮肤的保护和保湿作用，极易使皮肤粗糙，皮肤老化更快。

（4）饮食不当和不良生活习惯　暴饮暴食；偏甜食、巧克力与肉类；食物中缺乏铁与维生素；酗酒、吸烟；任意节食；过多或过于丰富的面部表情，如挤眉弄眼、皱眉、眯眼等；不当地迅速减肥或缺乏锻炼；经常接触刺激性的食物如酒、咖啡等，长期熬夜，过度疲劳等，都易对皮肤产生刺激而促使其衰老，产生皱纹。

（5）恶劣的生活环境　空气污染、汽车排放废气和化工厂排放刺激性气体都会影响皮肤的新陈代谢；噪声会影响听力、伤害神经系统，还会导致衰老；吸烟会损耗体内的维生素C，影响皮肤胶原纤维，导致皮肤松弛；空气干燥会使皮肤水分迅速流失，导致皮肤粗糙、起皱纹；寒风、强冷刺激也会导致皮肤血管收缩，使皮脂、水分减少而导致皮肤提前老化。

皮肤老化的因素无论是内在因素还是外在因素，它们之间既有本质区别，又有必然联系。一些关系和机制仍不完全清楚，尤其是对皮肤老化的生理、生化和组织形态学变化进程以及在这些过程中出现的一系列分子生物学变化，这充分说明皮肤老化在分子和基因水平变化的复杂性。总之，由于表皮、表皮与真皮交界处、真皮及附属器发生退行性改变，皮肤形态、弹性、色泽等方面发生变化，外观特征主要表现为皮肤干燥粗糙、皱纹增多、松弛下垂，并伴有黑斑、老年斑、毛细血管扩张和血管瘤等的出现。

（二）皮肤老化的表现

1. 组织结构的变化（图6-26）

（1）表皮的变化　皮肤层厚度变薄，首先表现为表皮轻度变薄，细胞形态大小不一、增殖减缓，角质层对某些化学物质的通透性增加。通过美容透视灯观察，皮肤呈现紫色，带有飘浮的白色。通过光纤显微检测仪观察，表皮上没有纹理，表示皮肤萎缩。

（2）与真皮交替处的变化　表皮与真皮之间的波浪状结构变得扁平，大大减少了两者之间的接触面积，导致氧气和营养物质的输送量减少，表皮与真皮之间的黏合力降低，新陈代谢也降低。

（3）真皮的变化　真皮层结缔组织减少，纤维细胞逐渐失去活性，胶原纤维增粗，弹性纤维变性、缩短，增厚成团。通过光纤显微检测仪观察，真皮纹理宽大，有些微血管扩张，表明皮肤松弛。

2. 外表形态的变化

（1）皮肤表面沟纹加深，皮肤变得松弛而缺乏弹性，皱纹增多（图6-27）。

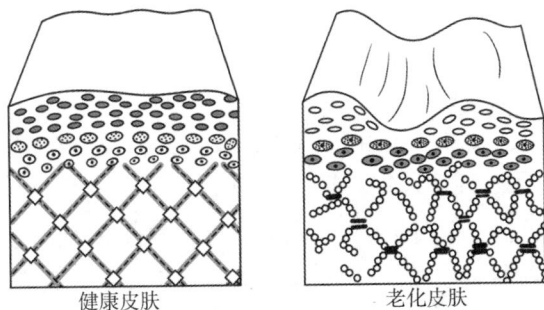

健康皮肤　　　　老化皮肤

图6-26　皮肤老化的组织结构变化　　　　图6-27　皮肤老化的外表形态变化

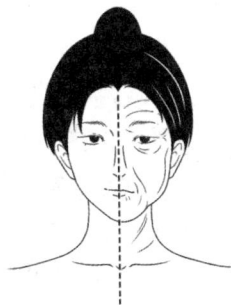

（2）皮肤含水量下降，皮脂和汗液分泌减少，从而出现皮肤干燥、脱屑。

（3）皮肤的机械防御能力和损伤后愈合能力下降，对各种外界刺激的耐受力下降。

3. 皮肤色素的变化　随着年龄的增长，皮肤某些局部功能性黑色素细胞减少，同时，其他部位有代偿性增生，表现为色素沉着减少和色素增多的斑点，即老年斑。

4. 皮肤血管的变化 由于真皮结缔组织变化，皮肤萎缩变薄，以致对皮肤小静脉和毛细血管的支持减弱，引起老年毛细血管扩张和血管瘤等血管变化。

5. 皮肤附属器的变化 皮脂腺、汗腺退化，皮脂或汗液分泌减少。指甲的生长速度减慢，甲片肥厚、色暗、变脆。毛发变软、变细、干燥、缺乏光泽。

三、皮肤皱纹的分类

皱纹是指皮肤表面因收缩而形成的凸凹条纹，是皮肤衰老的最初征兆。25 岁以后，皮肤开始衰老，皱纹逐渐出现。出现的顺序一般是前额、上下眼睑、眼外眦、耳前区、颊、颈部、下颏、口周。根据皮肤出现皱纹的原因，可将面部皱纹分为四大类。

1. 固有皱纹 又称自然性皱纹或者体位性皱纹，多呈横向弧形，与生理性肌肤纹理一致。固有皱纹与皮下脂肪规律有关，随着年龄的增长，皱纹逐渐加深，皱纹之间的皮肤变得松弛。比如颈部的皱纹，为了颈部能自由活动，此处的皮肤会较为充裕，自然形成一些皱纹，甚至刚出生就有 1~3 条。早期的体位性皱纹并不表示老化，只有皱纹逐渐加深、加重才是皮肤老化的象征。

2. 动力性皱纹 是由于表情肌的长期收缩引起的，出现部位、时间与数量因个人表情动作和习惯不同而异。动力性皱纹可进一步细分为以下几种。

（1）额部皱纹 也称抬头纹，是位于额中部的横纹。由于经常抬起眼睑，这种皱纹很容易形成。

（2）皱眉纹 又称眉间纹、"川"字纹，是位于两眉之间的竖纹，出现时间比较早。

（3）眼睑皱纹 出现在上下眼睑，上睑较细，下睑较粗，方向垂直或略微倾斜。

（4）眼角皱纹 又称鱼尾纹，位于外眼角，呈放射状。

（5）鼻唇沟皱纹 位于鼻翼和嘴角之间，由微笑表情所致，如果太深或太长，则属皮肤老化现象。

3. 重力性皱纹 是在皮肤和深面软组织松弛的基础上，再由于重力的作用而形成的皱襞和皱纹。重力性皱纹大多分布在眶周、颧弓、下颌区和颈部，常见的如眼袋、老年性上睑皮肤下垂等。

（1）眼睑部位 由于重力关系，随着眼睑和眼轮匝肌逐渐放松，上眼睑会出现皮肤下垂，主要出现在上睑外 1/3 处；下睑也会逐渐下垂，眼眶脂肪从横隔膜突出也会形成眼袋。

（2）面部 此类皱纹多发生于面下部，由于睑下脂肪垫的脂肪减少，眼睑和颊部皮肤变得松弛，从而产生皱纹。

（3）颏部 此类皱纹多发生于颏下部，由于皮下脂肪减少，下颌皮肤松弛形成垂下颌。

（4）颈部 中年后，随着皮下组织逐渐萎缩减少，皮肤松弛，加上重力作用而加多加深，特别在颈前部，常会在两侧颈阔肌的颈中缘形成两条下垂的皮肤皱纹。

4. 混合性皱纹 由多种原因和复杂的机制引起，如鼻唇沟和口周的皱纹。根据皱纹形成状态，又可分为假性皱纹和定性皱纹两类。

（1）假性皱纹 是指面部出现的不稳定的且可自行消退的皱纹。它是由于皮肤暂时性缺水或缺乏油脂滋润引起的。这种皮肤的胶原纤维和弹性纤维性能良好，皮肤的腺体功能正常。一般情况下，这类皱纹通过皮肤弹性自我调节，或通过一般非手术性皮肤护理，在一定时间内可自行消退。

（2）定性皱纹 是指面部形成的、非手术不能除去的、具有稳定性的皱纹。由于胶原纤维和弹性纤维性能下降，这种类型的皮肤韧性和弹性降低。

假性皱纹是定性皱纹形成的前期，而定性皱纹是假性皱纹发展的结果。如果能减少假性皱纹存在的机会，就可降低定性皱纹形成的可能性。

四、衰老性皮肤的治疗

改善衰老的状态，去除面部皱纹，可以通过非手术和手术两种方式来实现。

1. 非手术方法　包括药物疗法、化学剥脱法、护肤品、微波疗法等，可用于轻度至中度的面部皱纹。

（1）药物疗法　主要是调节皮肤细胞的生物活性，改善皮肤营养状况。

（2）化学剥脱法　主要作用是去除老化的表皮角质层，促进基底细胞增生，修复老化的胶原纤维，提高皮肤张力和弹性。化学剥脱常用药物有维 A 酸、α - 羟基酸、苯酚或三氯乙酸。化学剥脱对前额、眼周和颊部的细微皱纹及口周的垂直皱纹效果比较明显。

（3）抗衰老护肤品　一是根据自由基衰老学说，清除过量的自由基，以维生素 C、维生素 E、辅酶 Q 为代表；二是根据光老化学说，预防紫外线，比如隔离防晒产品；三是促进皮肤细胞新陈代谢，补充胶原蛋白和弹性蛋白，保湿滋润和修复皮肤屏障功能等产品。

（4）微波拉皮除皱法　原理是用不同波长的微波作用于皮肤和皮下各层，促进皮肤恢复弹力，刺激胶原纤维增生和修复。此外，它还可通过电离渗透作用，促进皮肤吸收水分、营养，促进腺体活动、微循环和新陈代谢。

2. 手术方法　包括皮下填充、肉毒素注射、皮肤磨削术、面部手术除皱和激光除皱等。

（1）皮下填充法　包括自体脂肪注射、皮下胶原注射、玻尿酸注射和种植体植入，目的是利用皮内填充物进入真皮皱褶凹陷或希望丰润的部位，达到消除皱纹与修饰面部的效果，但皮下填充法效果并不持久，填充物通常在 6 个月后被吸收。

（2）肉毒毒素　又称肉毒杆菌内毒素，是肉毒杆菌在繁殖过程中分泌的一种有毒蛋白质，具有很强的神经毒性。肉毒素作用于胆碱能运动神经的末梢，以一定方式拮抗钙离子，干扰运动神经末梢乙酰胆碱释放，使肌纤维不能收缩，致使肌肉松弛以达到除皱美容的目的。局部注射肉毒素通常适合早期和不太明显的皱纹。

（3）皮肤磨削术　又称皮肤摩擦术或擦皮术，是一种利用机械摩擦去除皮肤浅层的病变，使粗糙不平的皮肤愈合，变得平坦光滑，恢复正常色泽的手术方法。常用于光老化皮肤和细小皱纹。

（4）拉皮除皱术　通过手术将额颞部或面颈部松弛皮肤提紧，使面部皱纹变浅甚至消失。这种方法瘢痕隐秘，除皱效果明显且持久，但由于手术创伤范围较大，消肿和康复时间相对较长，常用于中老年人除皱。

（5）激光除皱　又称激光摩擦术或激光换肤术。激光能在瞬间使靶组织气化，对正常皮肤造成极小的热损伤，激光除皱可以有效改善面部皮肤松弛、去除深层皱纹，提升整个面部。

五、衰老性皮肤的护理

（一）衰老性皮肤护理目的

1. 清洁皮肤，去除表皮的坏死细胞，保持油水平衡。
2. 刺激皮肤血液循环，促进新陈代谢，提升皮肤的自我保护能力。
3. 促进皮脂腺和汗腺的分泌，使皮肤滋润有弹性。
4. 增加皮肤的营养和细胞活性，令皮肤恢复弹性和光泽，减少皱纹。

（二）衰老性皮肤护理程序

准备工作→消毒→卸妆→洁面→爽肤→蒸面→去角质→仪器养护→按摩→面膜养护→爽肤、润肤→整理内务。

（三）衰老性皮肤护理方案

1. 衰老性皮肤护肤卡的制作　对于存在衰老问题的顾客，美容师应先对其进行皮肤分析，将分析结果记录在美容院顾客资料登记表（表6-1）上，并按照检测结果制订合理的护理方案。护理结束后，应填写护理记录及相关备注，并向顾客提出家庭保养建议。

2. 护理步骤　见表6-4。

表6-4　衰老性皮肤护理步骤及要点

操作步骤	操作要点	主要作用	注意事项
操作步骤1~6同表6-2			
7. 蒸面	热喷喷雾10~15分钟，喷口距离顾客面部约35cm（图6-28）	镇静	①忌喷口距离过近 ②禁止使用冷喷和奥桑喷雾
8. 去角质	1~2月/次	去除角质层衰老死亡的细胞	不宜过勤，视皮肤角质层厚薄而定
9. 导入精华素	超声波或阴阳电离子仪导入去皱精华素，每月2~4次，时间为5~8分钟	增加皮肤的营养和细胞活性，令皮肤恢复弹性和光泽，减少皱纹	尽量减少摩擦，如重度按摩、拍打等
10. 按摩	选择适合干性皮肤、含营养成分的按摩膏进行面部按摩，以按抚为主，时间为15~20分钟	提高皮肤的温度、促进血液循环，为皮肤补充氧气和营养	有重点地进行按摩
11. 敷膜	选择营养性面膜（如海藻胶原面膜，人参、珍珠面膜等），时间为20分钟	可使皮肤变得柔软、润滑	避免使用各种净化面膜、倒模，如矿物性面膜、强力清洁面膜等
12. 爽肤润肤	①选择补充水分和营养的化妆水轻拍至吸收 ②待吸收后涂抹抗皱眼霜，并沿着眼眶顺时针打圈 ③最后选择具有滋润营养皮肤作用的润肤乳或霜涂于面部，用手指按摩吸收	①补充水分使皮肤保湿，并使松弛的毛孔收缩 ②使护理后的皮肤滋润	严格防晒
13. 整理	整理操作中使用过的用品、器具及周围环境	为下一个操作做准备	避免用品、器具不清洗消毒就二次使用

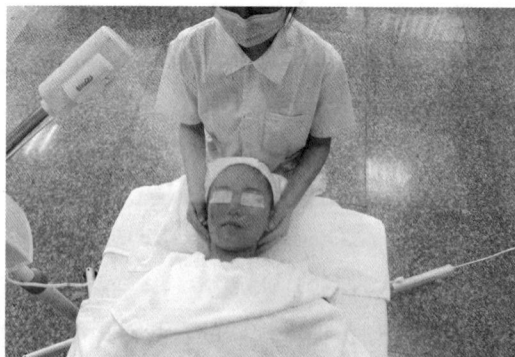

图6-28　热喷

3. 家庭护理计划　老化皮肤的主要问题是皱纹和色斑。皱纹和色斑一旦产生就很难去除，因此应将护理重点放在预防和保养上。除了专业的养护，家庭养护也非常重要。家庭养护过程具体见表6-5。

表 6－5　家庭养护计划

时间	养护内容
日间护理	1. 洁肤：使用滋养型洗面奶洗面，用温凉水将脸冲洗干净 2. 调肤：涂滋养型爽肤水调理肌肤 3. 修复：涂保湿除皱精华素改善肌肤衰老状态 4. 润肤：涂保湿除皱滋润面霜，再加防晒霜，保持皮肤柔软
晚间护理	1. 洁肤：用眼部卸妆液卸妆，再用滋养型洗面奶彻底将脸清洗干净 2. 调肤：涂滋养型爽肤水调理肌肤 3. 修复：涂保湿除皱精华素于面部，并以捏按的手法按摩 3 分钟 4. 润肤：涂保湿除皱滋润晚霜养护皮肤，并自我按摩 5 分钟。按摩可促进皮肤的新陈代谢，能使护肤品更好地被皮肤吸收，充分发挥营养霜的作用
每周护理	可进行保湿除皱精华素＋保湿除皱滋润面膜＋眼膜调理 2～3 次

（四）衰老性皮肤化妆品的选择

1. 防晒化妆品　紫外线是导致皮肤老化的主要原因，使用具有防晒功能的化妆品对预防光老化有一定的功效。

2. 滋润补水型护肤品　皮肤角质层的水分在维护皮肤健康、防止外界刺激及防止衰老方面起着至关重要的作用。随着年龄增长和油脂分泌减少，大多数人的皮肤在老化的同时会变得越来越干燥。皮肤干燥不仅会加剧皮肤衰老，而且容易使其变得敏感，所以需要选择一些滋润补水型护肤品。这类护肤品中含有一定量的果酸、透明质酸、壳聚糖、类神经酰胺等，不仅能滋润皮肤，还可以在皮肤表面形成一层润滑膜，防止水分蒸发。

3. 修护型护肤品　修护型护肤品是针对自由基对皮肤的损害，用能清除自由基的抗氧化剂配制的产品，它们通常含有一些具有淡化色斑和抗敏等功效的成分。例如，超氧化物歧化酶（SOD）可以清除自由基，预防色素沉着，对淡化色斑有一定的效果；谷胱甘肽过氧化物酶（GSH－Px）可以保护细胞膜的结构和功能不受过氧化物的干扰和破坏，具有一定的抗衰老作用；人参皂苷被真皮吸收后，可以扩张末梢血管，促进皮肤组织再生，使皮肤形成更好的保护层，具有抗敏和增强人体免疫力的作用，从而防止皮肤衰老。

六、衰老性皮肤的预防

衰老是每个人的必经之路，这是自然界的必然规律。人的肌肤也"难逃"这个规律，但如果早期注意加强皮肤的养护，尤其是日常养护，可以延缓人的肌肤衰老过程。因此，在日常生活中，适时适度进行专业皮肤养护的同时，还应注意以下几点。

1. 睡前少喝水，避免面部出现浮肿症状。

2. 保证充足的睡眠时间和良好的睡眠质量，避免熬夜。

3. 注意保护皮肤，避免受到阳光、强风、寒冷、热浪和化学品的伤害。

4. 注意饮食营养均衡，多吃富含蛋白质和维生素 A、维生素 C、维生素 E 的食物，如胡萝卜、蕃茄、动物肝脏、豆类等，少吃白米和白面，并限制食盐的摄入。

5. 合理、正确地选用化妆和护肤品以保湿，并选择弱酸性洗面用品，以避免皮肤因过度干燥而过早出现皱纹。皮肤养护注意保湿和滋润。定期正确地按摩皮肤，保持肌肤的弹性。

6. 防止不合理地快速减肥。

7. 控制烟酒摄入，保持身体健康。

8. 改变不良行为，如大笑、皱鼻、皱眉、眯眼等动作。

9. 保持开朗乐观的心态，调整消极的心理状态。焦虑、忧愁、压抑等均是美容"大敌"，日积月累会导致过早衰老。

任务三　色斑性皮肤养护技术

情境导入

情境：陈某，女，34 岁，2019 年 10 月 1 日初诊。主诉：面部色斑 5 年余，近 2 年加重。患者 5 年前因家中突发变故，情志不遂，双面颊逐渐出现黄褐色斑点，近 2 年面颊部斑点增多，且逐渐聚集成斑块，两颧部及唇周新发色斑，面色晦暗。患者平素月经周期 32 ~ 35 天，经期 5 ~ 7 天，量少，色暗红，血块较多，小腹时有胀痛，拒按。伴纳差，寐欠安，大便一日一行，排便不畅，舌质黯红、舌尖可见瘀点，脉弦细。

思考：1. 陈某面部色斑形成的主要原因有哪些？

　　　2. 请为她设计科学的皮肤护理方案。

　　　3. 作为美容师或顾问，可给予哪些日常生活护理建议？

一、色斑性皮肤的定义

色斑是指由于多种内外因素影响所致皮肤黏膜色素代谢异常（主要是指色素沉着），是最常见的损美性皮肤问题。

二、色斑性皮肤形成的原因

（一）色素代谢的生理过程

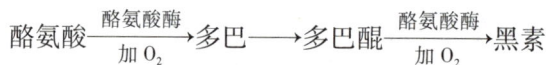

$$酪氨酸 \xrightarrow[\text{加 } O_2]{\text{酪氨酸酶}} 多巴 \longrightarrow 多巴醌 \xrightarrow[\text{加 } O_2]{\text{酪氨酸酶}} 黑素$$

（二）影响黑素生成的因素

皮肤颜色由四种色素组成，即黑素（黑褐色）、氧化血红蛋白（红色）、还原血红蛋白（蓝色）及胡萝卜素（黄色），其中黑素最为重要，黑素的生成与酪氨酸、酪氨酸酶形成的速度和数量有关。

1. 硫氢基理论　正常情况下，表皮中的硫氢基能与酪氨酸酶中的铜离子结合而对其产生抑制作用，使表皮色素生成受到抑制。但皮肤炎症、紫外线照射使体内氧自由基增多，维生素 A 缺乏，重金属等均可导致硫氢基含量减少，色素生成增加。

2. 氨基酸及维生素　复合维生素 B、泛酸、叶酸参与黑素的形成，其含量增多，可引起色素增加。维生素 C 为还原剂，维生素 E 具有抗氧化作用，两者均可抑制色素合成。氨基酸中酪氨酸、色氨酸、赖氨酸参与黑素的形成，使色素增加；谷胱甘肽、半胱氨酸为酪氨酸酶中铜离子的络合剂，其含量增多可减少色素形成。

3. 细胞因子　角质形成细胞所表达的干细胞因子、内皮素均能直接作用于黑素细胞，促进其增殖并合成黑素，白细胞介素 -6、肿瘤坏死因子能控制黑素细胞产生黑素。

4. 内分泌、神经因素　较为复杂，目前有许多环节尚未清楚，比较肯定的因素有以下几个。

（1）促黑素细胞激素（MSH）　垂体 MSH 与膜受体结合可激活腺苷的活性，使黑素生成增加。

（2）肾上腺皮质激素　在正常情况下，可抑制垂体 MSH 的分泌；但肾上腺皮质激素含量增多，反过来又可以刺激垂体 MSH 的分泌。

（3）雌激素　可以增强酪氨酸的氧化作用，使色素增加。

（4）甲状腺素　可促进酪氨酸及黑素的氧化过程。

（5）神经因素　副交感神经兴奋也可能通过激活垂体 MSH 分泌，使色素增多；交感神经兴奋可使色素减少。

三、色斑性皮肤的临床表现

1. 黄褐斑　俗称肝斑、蝴蝶斑、妊娠斑，是一种长于中青年女性面部，基本对称的黄褐色或深褐色斑片。形状不规则、大小不定、边界清楚、表面无鳞屑，常分布于颧部、颊部、鼻部或口周，但不涉及眼睑，夏季颜色加深，无任何自觉症状。病因尚未完全清楚，可能与下列因素有关。

（1）生理性因素　常见于妊娠 3～5 个月的妇女，因其内分泌有较大的变化，雌激素、孕激素和垂体 MSH 分泌增多。雌激素能刺激黑素细胞分泌黑素体，孕激素可促使黑素体转运和扩散，MSH 可使黑素细胞的功能活跃，黑素形成增多。妊娠性黄褐斑一般可在分娩后自行消退，但也有一部分人终身不消退。

（2）病理性因素　患有妇科疾病如痛经、月经不调、子宫及卵巢的慢性炎症等和内分泌腺体疾病如肾上腺皮质肥厚、脑垂体功能低下、甲状腺功能低下等的患者，可出现黄褐斑。

（3）化妆品因素　发病与化妆品质量不佳及使用方法不当有关。化妆品中的香料、脱色剂、防腐剂、止汗剂及部分重金属等，都不同程度地对皮肤有直接刺激作用或致敏作用（含光敏反应），使皮肤出现红斑和色素沉着，如化妆品中的铜、锌、汞含量超标，经皮肤吸收后可减少体内硫氢基含量，增强酪氨酸活性，加速色素合成。

（4）日光因素　波长在 290～400nm 的紫外线可提高黑素细胞活性，引起色素沉着。色斑出现的部位多在日光照射的前额、颊部及口唇，多在春、夏季发生或加重，冬季减轻或消退。需注意的是，日光照射为色素沉着的促发因素。

（5）营养因素　食物中缺乏维生素 A、维生素 C、维生素 E、烟酸或氨基酸时，常可诱发本病。

（6）遗传因素　与黄褐斑的发生有较密切的关系，研究资料表明，30% 黄褐斑的患者有家族史。

2. 雀斑　是极为常见的、发生在日光暴露区域的褐色、棕色点状色素沉着斑，多为圆形或卵圆形，表面光滑，不高出皮肤，互不融合，左右分布基本对称，无自觉症状，有随年龄增长逐渐减轻的倾向。雀斑可在 3 岁时出现，多在 5 岁时发病，青春期前后皮疹加重，女性居多。雀斑系常染色体显性遗传性色素沉着病，与日光照射有明显的关系，其斑点大小、数量和色素沉着的程度随日晒时间的增加而增加或加重。此外，X 射线、紫外线的照射皆可引发本病并使其加重。雀斑处表皮基底层单位面积中黑素细胞数量增加，黑素增加主要位于表皮内。

3. 瑞尔黑变病　是多发生于中年女性，以面部为主的淡黑色色素沉着性皮肤病。疾病初期，局部皮肤潮红，有痒感或灼热感，后逐渐变为弥漫性褐色或深灰褐色的斑片，有的斑片呈暗红色，有的斑片呈致密的网眼状，边缘不清，其周边可见点状的毛孔性小色素斑点，主要发生在面部、前额、颞部、颧部，两颧部位较明显。病因尚未完全明确，通常认为与下列因素有关。

（1）日光过敏：如长期使用含有某些光敏物质的化妆品，暴露于日光下，可导致皮肤过敏而发病。

（2）性腺、垂体、肾上腺等腺体内分泌障碍。

（3）营养不良或 B 族维生素缺乏等。

4. 炎症后色素沉着 是皮肤急性或慢性炎症后出现的色素沉着，颜色为浅褐色至深褐色不等，呈散状或片状分布，表面光滑。若局部皮肤长期暴露于日光中，色素斑可呈网状，并有毛细血管扩张现象。皮肤炎症后出现色素沉着是十分常见的现象，引起色素沉着的原因是多方面的，但其发生机制目前尚未明确。一些研究发现，在炎症和外伤后皮肤出现色素沉着时，患处皮肤的黑素细胞密度增加，尤其是含酪氨酸酶的活性黑素细胞。这可能是炎症反应时皮肤组织中的硫氢基减少，从而解除或部分解除对酪氨酸酶的抑制作用，致使皮肤色素加深。炎症后产生色素沉着的常见原因有以下几点。

（1）各种物理化学因素：如摩擦、温热、放射线、药物及原发性刺激物等亦可引起多种急、慢性炎症。

（2）接触沥青、煤焦油、含光敏物质的化妆品等，再经日光照射时常引起光敏性皮炎，进而产生色素沉着。

（3）由于化妆品中的某些超标金属元素（如铅、汞等）的反复刺激或"换肤"而引起的皮肤色素沉着，也就是常说的重金属斑，初期局部皮肤仅有轻度潮红、微痒，以后逐渐出现淡褐色、褐色的斑片，以额部、颞部较为常见，有时眼周、耳后也有，常对称弥漫分布，边缘不清晰。

（4）某些皮肤病：如严重痤疮、湿疹、脓疱、带状疱疹、固定型药疹及丘疹性荨麻疹等，治愈后可产生不同程度的皮肤色素沉着，如痤疮印等。

（5）皮肤细胞由于紫外线照射而受到 UVB 的损伤，引起色素沉着，也就是常说的晒斑。由于紫外线照射会刺激表皮基底层的黑素细胞加速分泌黑素，因此即使没有被紫外线灼伤，皮肤也会出现色素沉着，这种斑同样属于晒斑。

上述不同原因产生的色素沉着，其深浅程度及持续时间常因人而异，一般在炎症愈后数周或 3~6 个月，色素沉着可逐渐消退。

四、色斑性皮肤的处理方法

1. 洁面 选用温水清洁面部或使用洗面奶清洁。

2. 中医外用的熏蒸法 将熏蒸仪器中加满水，将具有美白淡斑功效的中药熏蒸包放入熏蒸盒中，盖上盖子后，放入熏蒸仪，打开熏蒸仪的电源开关，蒸汽通过具有美白祛斑功效的熏蒸包蒸腾汽化后将有效成分以雾状形式均匀喷洒在皮肤上。

3. 中医经络穴位理疗法 使用穴位热敷灸贴贴在左右三阴交上，按实灸贴。

4. 涂敷中药美白祛斑面膜 面部美白祛斑的关键是让面部气血充足，通过面部经络按摩使面部气血通畅。按摩结束后，取适量中药面膜粉，加水调成糊状，用面膜刷涂敷在脸上，从下往上涂抹，注意涂抹均匀，等 20~25 分钟面膜干后用温开水清洗干净即可。

5. 果酸换肤治疗法 包裹颜面部四周和头发，充分暴露全面部，清水洁面，根据患者皮肤情况选择浓度适宜的果酸溶液均匀涂抹于患处，进行剥脱 5~8 分钟，中和剂均匀喷洒于患处中和果酸 2 分钟，清水洁面，蒸馏水冷喷仪冷喷或冰块冷敷患处 15 分钟，涂抹保湿霜，嘱患者第二天起尽早使用防晒霜防晒。每两周剥脱 1 次，疗程 3 个月。

五、色斑性皮肤养护方案

色斑形成的原因特别复杂，美容师应引导顾客不要对祛斑抱有太高的期望或提出不切实际的要求，切忌采取急功近利的行为。美容护理只能起到一定的淡化表皮色素沉着的作用，应借助医学治疗，如中医治疗或医用激光治疗等。另一方面，由于个体差异，病情复杂，每个人的改善效果也有所不同。

1. 日常洗护 保护皮肤天然屏障，建议使用修复类产品修复受损的皮肤天然屏障，可选用含有透明质酸、神经酰胺的修复上皮屏障的功效性护肤品，此外还可选用左旋维 C、白藜芦醇、烟酰胺等抑制黑色素合成的护肤品。或使用壬二酸护肤品，常用浓度为 15% ~ 20%，每日早晚各 1 次，坚持使用 4 ~ 6 周即可看到显著效果。除此之外，还应做好洁面、补水和保湿。

2. 加强防晒　防晒是预防黄褐斑的重要措施，如出门涂抹防晒霜并戴遮阳帽或打伞，可有效遮挡紫外线的照射，同时减少日晒频率。建议长期使用日光防护指数 SPF 30 ~ 50、PA +++ 的广谱防晒剂，户外应每 2 ~ 3 小时涂搽 1 次，以减少因日光照射引起的色素增加。

3. 饮食护理　黄褐斑患者可以从饮食入手，合理补充维生素。研究表明，维生素 C 和维生素 E 均是强氧化剂，具有消除自由基、抗衰老的作用。两者联合应用可增强疗效，所以日常应多吃富含维生素的水果与蔬菜，以植物油为生活食用油，有助于改善黄褐斑。

4. 生活护理　良好的身体状态能够决定一切，建议黄褐斑患者结合自身情况选择适宜的运动方式，首选有氧运动，比如慢跑、瑜伽、骑车、游泳等，且要坚持运动，以增强体质，促进血液循环，及时排出身体毒素。此外，应养成规律的生活作息，保证充足的睡眠时间，切记不可熬夜，以减少对皮肤的伤害。

5. 调节情绪　不良情绪会使得机体内分泌紊乱，而内分泌紊乱是诱发黄褐斑的重要因素之一。因此，平时要舒畅情绪，尽量做到不生气，保持愉悦的心情，调整内分泌失调。

任务四　敏感性皮肤养护技术

一、敏感性皮肤的定义

敏感性皮肤是一种高度不耐受的皮肤状态，其表现为受到各种因素的刺激后产生刺痛、烧灼、紧绷、瘙痒等主观症状，皮肤外观正常或伴有轻度的脱屑、红斑和干燥，严重者会出现水肿、糜烂或渗出。

二、敏感性皮肤形成的原因

敏感性皮肤形成的原因尚不完全清楚，是多因素共同作用的结果。多是由于皮肤细胞受损而使皮肤的免疫力下降，角质层变薄导致皮肤滋润度不够，皮肤的屏障功能过于薄弱，在外源性和内源性因素的作用下，导致皮肤产生泛红、发热、瘙痒、刺痛、红疹等不适。

（一）外源性因素

1. 环境因素　如冷、热及温度的迅速改变，季节的变化、空气污染、日光等。

2. 化妆品使用和护理不当　使用劣质化妆品或碱性肥皂，过度摩擦和清洁、去角质，按摩动作幅度过大和时间过长等。

3. 生活方式　辛辣刺激饮食、饮酒可加重皮肤反应。

4. 心理因素　压力增加、情绪激动等常激发或加剧皮肤的反应。

（二）内源性因素

1. 遗传　敏感性皮肤个体大部分有敏感性皮肤家族史。

2. 年龄　青年人比老年人容易出现皮肤敏感，可能是由于老年人的皮肤感觉神经功能减退、神经分布减少。

3. 性别　女性对于皮肤刺激一般较男性敏感，可能与女性皮肤 pH 值较高，对刺激缓冲力较差有关。

4. 种族　由于角质层数目及细胞间的黏附力、黑素的量和体积等的不同，不同人种皮肤敏感性有差异。

5. 内分泌 月经周期会影响皮肤的敏感性。

6. 营养 长期营养不均衡、过度偏食会导致免疫力下降，皮肤吸收能力下降。

7. 疾病 某些皮肤病可使皮肤敏感性增高，如特应性皮炎、脂溢性皮炎、鱼鳞病等。

三、敏感性皮肤的临床表现

敏感性皮肤患者多表现为敏感部位皮肤瘙痒、刺痛感、针刺感、烧灼感、紧绷感。其严重程度不一，存在个体差异。使用化妆品后，不适感加重，有的甚至不能耐受任何化妆品。可在用后数分钟出现，也可在数小时甚至数天后出现。有时可见皮肤干燥、面部红斑、细小鳞屑，面部容易潮红。在美容放大镜下观察，皮肤呈粉红色，很薄，看起来光滑而清新，仔细观察感觉像羊皮纸，对热和日光十分敏感。临床类型可分为以下几种。

1. 化妆品型 主要是使用化妆品后出现反应。

2. 环境型 常见于肤色白、干、薄的皮肤，主要对环境因素出现反应，如对冷、热及快速的温度变化等敏感。可频繁出现面部潮红。

3. 非常敏感型 对外源性因素如化妆品、环境因素和内源性因素都会出现严重的反应。

四、敏感性皮肤养护方案

对一般敏感性皮肤的处理，首先是避免再刺激，尽量减少蒸脸、按摩、去角质等美容措施。可选用针对敏感性皮肤设计的化妆品，其常含有维生素 B_5、羧甲基 β - 葡聚糖等。由于皮肤比较干燥，可使用含有合适比例脂质的保湿产品。自觉症状严重、影响日常生活的患者，可口服抗组胺药物，外用非激素类抗炎药物以缓解症状。

（一）敏感性皮肤护理原则

1. 避免刺激，安抚、镇定肌肤。

2. 补充皮肤水分和油分。

3. 控制皮肤的过敏症状，修复受损皮肤。

4. 过敏症状严重时，应到医院接受治疗。

（二）敏感性皮肤护理步骤

1. 卸妆 使用乳状卸妆品卸除面部彩妆（建议顾客不要化妆）。

2. 清洁 选择舒敏洁面乳或仅用温水，清除毛孔内的污垢，动作轻柔、轻快，时间 <1 分钟。

3. 爽肤 选用温和无刺激的保湿水爽肤 2~3 遍，镇静肌肤，平衡 pH 值。

4. 观察、分析皮肤 用美容仪器检测分析皮肤。

5. 喷雾 宜用冷喷，距离在 25~35cm，冷喷时间 < 20 分钟。

6. 去角质 敏感性皮肤一般不建议去角质，以免破坏皮肤屏障。混合性敏感皮肤只对 T 区去角质。

7. 仪器护理 用超声波导入仪导入防敏、补水、舒缓的精华素或胶原蛋白，低档位，时间在 5~8 分钟，或选择红光治疗，具有消炎、镇静、修复作用。

8. 面部按摩 使用防敏按摩膏按摩 8~10 分钟，以穴位点压和点弹手法为主，动作轻柔，过敏症状较重者不宜按摩。

9. 敷面膜 选择防敏、保湿补水面膜，时间为 15~20 分钟。或选择舒缓、镇静型修复面膜。

10. 爽肤、护肤　使用防敏保湿水、防敏霜或保湿防敏乳液。

11. 后续工作　告知顾客居家保养方法，预约下次护理时间，记录，整理。

(三) 敏感性皮肤日常养护

1. 补水保湿、抗过敏　面部敏感性皮肤最重要的保养措施是补水保湿，在补水的同时使用增加皮肤抵抗力的护肤品，可以增加皮肤含水量，增强皮肤的屏障保护作用，减少外界物质对皮肤的刺激，同时可以让皮肤随时处于最佳状态，高效阻挡外界刺激。另外，高纯度的白藜芦醇可以起到强大的抗炎杀菌作用，可以使炎症皮肤得到最为充分的舒缓镇静。

2. 换季护理　季节变化期，敏感性皮肤容易受到气候及气温改变的影响而出现敏感反应，因此做好换季期间皮肤的护理很重要。

（1）避免各类刺激因素　远离各种刺激因素，如过冷和过热的水、碱性较强的洗涤用品、致敏的食物或药物、空气中的粉尘、异味等。

（2）尽量选择不含乙醇、香料、防腐剂的护肤品　应选择具有安抚、镇静、舒缓、抗炎、抗过敏以及修复功效的化妆品。

（3）选择弱酸性的洁面用品　敏感性皮肤以温和且偏弱酸性的洁面产品为主，尤以低泡的洁面产品最佳。如果长期被皮肤敏感现象困扰，可以不使用洁面产品，直接以清水洁面。此外，洁面时不应使用洁面刷、洁面海绵等物品，以免因摩擦而增加皮肤敏感度。

3. 夏季护肤　夏季由于光照较强、空气湿度较低、气温炎热等因素，常常导致皮肤敏感现象加重，因此夏季护肤显得格外重要。

（1）做好保湿工作，并停止使用卸妆油。

（2）防晒、避高温：敏感性皮肤夏季应特别注意防晒，以免诱发或加重敏感现象。如携带太阳伞、墨镜、遮阳帽等防晒设施。

（3）对过敏后的皮肤一定要经常降温镇静，定时使用温水轻拍皮肤，令皮肤镇静。

（4）每次外出归来都应做全面彻底的清洁工作，减少刺激物在皮肤表面停留的时间。

（5）提高皮肤自身抗敏能力。

（6）应尽可能选择带有舒缓功能的护肤品，这样可以辅助皮肤皮脂膜重建。

4. 预防

（1）远离过敏原，外出时做好防护。

（2）选择合适的护肤品，护肤方法宜简单，不要随意更换护肤品。

（3）在卸妆、洁面时，要做到"快速、温和"，卸妆一定要彻底。

（4）减少去角质的次数，少按摩，切记不要用温度过高的水洗脸。

（5）补充水分和油分，维持皮脂膜的完整性及角质层的保护功能。

（6）合理饮食，保证充足的睡眠。

（7）皮肤出现过敏症状后应立即停用任何化妆品，对皮肤进行观察和保养护理。

任务五　晒伤性皮肤养护技术

一、晒伤性皮肤的定义

晒伤又称日光性皮炎，是由于皮肤长时间暴露在日光下，受中波紫外线过度照射后，暴晒处皮肤发生的急性光毒反应。晒伤后的皮肤容易出现红肿、刺痛甚至水疱、脱皮、老化加速等现象。

二、晒伤性皮肤形成的原因

晒伤性皮肤形成的主要原因是接受了超过耐受量的中波紫外线（UVB）照射。尤其是日光过强，皮肤暴露时间过长，个体皮肤白、嫩、薄，则更容易出现晒伤。其发病机制是皮肤经紫外线过度照射后，细胞中蛋白质和核酸吸收大量的紫外线，产生一系列复杂的光生物化学反应，造成表皮细胞坏死，释放多种活性介质，引起真皮血管扩张、组织水肿、黑素合成加快等反应。

三、晒伤性皮肤的临床表现

春夏季多见，妇女、儿童及浅肤色人群易发病。临床表现可分为 3 期。

1. 初期　皮肤在阳光下直接照射 2~3 小时后，出现表皮发红、水肿，疼痛。

2. 加重期　12 小时内反应达高峰，严重时产生红斑和水疱甚至糜烂、渗出。

3. 消退期　1~2 天后反应逐渐减退，出现干燥脱皮，一般 4~7 天炎症消退，皮肤出现黑化。

四、晒伤性皮肤养护方案

（一）晒伤性皮肤养护原则

1. 心理护理　稳定顾客的情绪，使其能较好地配合护理和治疗。

2. 局部护理　以消炎、安抚、止痛为原则。

3. 预防护理　做好预防和防晒工作。

4. 健康指导　逐渐外出锻炼，提高对日光的耐受性。

（二）晒伤性皮肤养护步骤

1. 清洁面部　等皮肤温度降至正常后，彻底清洁皮肤。尽量使用温凉水或保湿润肤洁面乳，避免用热水，并停用日常护肤品。

2. 爽肤　使用晒后修复液或高效保湿水。

3. 观察和分析　观察和分析皮肤晒伤的状况，采取相应的护理。

4. 去角质　红斑水肿期禁止去角质，脱皮期和色素沉着期可适当去角质。

5. 喷雾　选择冷喷 15~20 分钟。

6. 冰球护理　红斑水肿期可使用冰球护理，镇静、舒缓皮肤。

7. 面膜　敷晒后修复面膜或舒缓面膜 15~20 分钟。

8. 保湿　使用晒后修复霜或高效保湿保养品。

（三）晒伤的分期养护

1. 红烫期　采用冷敷、冷喷等方式给皮肤降温。

2. 肿痛期　可适当使用皮肤修复液。多补水，让肿痛自行消退。

3. 水疱期　应及时到医院将水疱中液体抽出，疱膜留在皮肤上起保护作用。不可自己挤破，以免发生感染。

4. 脱皮期　加强补水和保湿滋润，避免撕脱痂皮，让其自然脱落。

5. 色素沉着期　注意防晒，定期护理，多补水，可淡化色素沉着。

（四）晒伤性皮肤家庭养护

1. 保持皮肤凉爽　冷敷或冷水浴。

2. 加强保湿修复　涂保湿修复护肤品。

3. 饮食护理　补充蛋白质、维生素 A 、维生素 E 、维生素 C，多喝水，促进皮肤细胞修复和再生。

（五）晒伤性皮肤的预防

1. 外出穿长袖上衣和长裤，戴太阳帽，涂防晒霜等，以避免太阳对皮肤直接照射。

2. 外出时尽量避开紫外线照射最为强烈的时间段（6—8 月 10：00—14：00）。

3. 外出前避免食用光敏性食物，如菠菜、油菜、紫云英、马兰头、苋菜、马齿苋、茄子、土豆等，以免引起植物性日光性皮炎。

目标检测

答案解析

单项选择题

1. 脓疱型痤疮最初的状态是 （　　）

　　A. 丘疹　　　　　　　B. 毛囊炎　　　　　　C. 结节　　　　　　　D. 粉刺

2. 痤疮好发人群为 （　　）

　　A. 儿童　　　　　　　B. 青少年　　　　　　C. 中老年　　　　　　D. 妊娠期妇女

3. 下列因素中，可导致皮肤老化的是 （　　）

　　A. 紫外线伤害　　　　B. 遗传　　　　　　　C. 胃肠功能失调　　　D. 皮脂类固醇激素

4. 衰老性皮肤的特征是 （　　）

　　A. 皱纹增多　　　　　B. 皮肤松弛　　　　　C. 色素增多　　　　　D. 以上都是

5. 白头粉刺区别于黑头粉刺的突出特点是 （　　）

　　A. 皮脂腺分泌过多　　　　　　　　　　B. 毛囊口被角质覆盖

　　C. 皮脂不能排除　　　　　　　　　　　D. 皮脂积于毛囊内

6. 会导致雀斑皮损处的黑色素细胞快速产生黑色素颗粒，沉淀于局部使雀斑颜色加深的是 （　　）

　　A. 日晒　　　　　　　B. 服用药物　　　　　C. 按摩　　　　　　　D. 强力脱屑

7. 为色斑性皮肤进行护理时，较为有效的精华素要 （　　）

　　A. 连续使用　　　　　B. 间断使用　　　　　C. 有规律地间断使用　D. 避免长期使用

8. （　　） 皮肤受外界刺激时，会出现微红、红肿及刺痒等症状

　　A. 粉刺性　　　　　　B. 油性　　　　　　　C. 色斑性　　　　　　D. 敏感性

（林玉红　张　彬　张　晨）

书网融合……

重点小结　　　　　　习题

模块三　身体养护

项目七　身体养护基础知识

PPT

> **学习目标**

　　知识目标：通过本项目的学习，应能掌握身体按摩对人体组织的影响；熟悉身体护理常规实施流程和相关注意事项；了解身体养护疗程设计原则。

　　能力目标：能运用所学身体养护知识对顾客进行身体养护指导。

　　素质目标：通过本项目的学习，具有爱岗敬业和创新服务的意识。

> **情境导入**

　　情境：张某，女，48岁，家庭主妇。自觉身体循环较差，手脚易冰冷，背部肌肉酸痛，且平时易失眠多梦，面部皮肤晦暗无光。美容师小周为其做背部按摩护理。

　　思考：1. 操作前，需要进行哪些准备？

　　　　　2. 如何为顾客实施身体养护？

任务一　身体按摩对人体组织的影响

　　按摩是我国传统医学中独特的美容保健方法之一。美容按摩是在现代皮肤生理学和中医美容学理论指导下，在掌握一定技巧的基础上，运用手法在身体上顺应肌肤纹理、肌肉走行方向、淋巴回流方向或经脉循行特点进行按摩操作，以达到促进血液循环、改善微循环，增加皮肤营养吸收，调理皮肤功能，保持体形，辅助减肥，放松紧张肌肉，缓解疲劳与压力，改善健康状态，辅助治疗身体病痛，提高人体自愈力和抵抗力的美容养生技法。按摩对人体组织的影响主要体现在以下四个方面。

一、按摩对人体血液循环和淋巴循环的影响

　　血液循环是由体循环和肺循环两条途径构成的双循环。在人体内循环流动的血液，可以把营养物质输送到全身各处，并将人体内的废物收集起来，排出体外。淋巴系统包括淋巴管、淋巴组织和淋巴器官。淋巴管始于组织间隙，管道内含有淋巴，最终汇入静脉。因此，淋巴管可以看作心血管系统的辅助结构。淋巴组织和淋巴器官都能产生淋巴细胞，通过淋巴管或血管进入血液循环，参与机体的免疫活动，因此淋巴系统是机体的主要防御系统。

　　人体的血液循环和淋巴循环是一个复杂的生理过程，也是身体护理的理论基础，不论是仪器按摩还是手工按摩，都是通过促进人体血液循环和淋巴循环来达到目的。按摩对人体血液循环和淋巴循环的影响有以下三点。

　　1. 使局部皮肤与肌肉的毛细血管和淋巴管扩张　按摩时，美容师的体温和接触摩擦产生的热量

使局部皮肤、肌肉温度升高，从而使毛细血管、毛细淋巴管呈现扩张状态。

2. 促进组织细胞间的物质交换　按摩时，毛细血管（动脉端）扩张，血管壁通透性增强，物质交换的速度加快，大量的氧气和营养从毛细血管透出，被组织细胞利用，从而起到促进细胞更新、增强细胞活力的作用。

3. 促进代谢产物的排泄　按摩时，毛细血管（静脉端）和毛细淋巴管扩张，管壁通透性增强，回收代谢产物速率增加。组织中的小分子代谢产物被毛细血管（静脉端）回收，大分子代谢产物、异物以及多余的水被毛细淋巴管回收，减少了代谢产物在组织细胞内的沉积，从而减轻浮肿、浸润、肿胀、肌肤干燥等现象。

二、按摩对人体神经和肌肉的影响

在按摩过程中，顾客可以体会到舒适、放松、疼痛减轻的感觉，这说明按摩对人体神经和肌肉都会产生作用。按摩对人体神经和肌肉的影响主要表现在以下三个方面。

1. 使神经兴奋降低　按摩时，美容师双手与顾客皮肤接触，通过感觉神经将信号上传到中枢（大脑），中枢产生舒缓、舒适的信息，神经兴奋性受到抑制，于是顾客产生放松、舒适的感觉，继而更容易进入睡眠状态。

2. 产生反射性调节　当人体疲劳时，神经兴奋性增强，肌肉呈紧缩状态，严重者甚至呈痉挛状态。按摩作为一种物理刺激，经感觉神经上传至低级中枢（脊髓）产生反射性调节信息，使紧张的肌肉得以松弛。

3. 缓解疲劳性肌肉酸痛　剧烈运动或久坐以后，肌肉缺氧，无氧代谢增加，产生大量的乳酸，沉积在肌肉内，造成肌肉酸痛。按摩时，局部血液循环加快，有氧代谢增加，沉积在肌肉的乳酸被彻底分解代谢，从而有效地减轻肌肉紧张，安抚神经，消除疲劳，使人放松，恢复肌肤活力。

三、按摩对人体皮肤和脂肪的影响

1. 增强皮肤免疫功能　按摩时，美容师双手对皮肤产生压力，直接刺激皮肤的免疫细胞，使其活性增强，导致皮肤自洁作用和对外界物质的免疫作用增强，同时调节免疫平衡，降低皮肤对外界刺激的敏感度。

2. 加速皮肤细胞新陈代谢　按摩时，局部温度升高，血液循环加快，促进了新陈代谢，使大量营养物质（如氨基酸、脂质、水分等）被细胞利用，沉积的代谢产物（毒素）被清除，促使被损伤、"蚕食"的细胞和细胞间质修复，使其结构更加坚固，功能更加稳定。

3. 促进皮脂腺、汗腺分泌　按摩时，皮肤温度升高，促进皮脂腺、汗腺分泌，促进皮脂膜的形成，从而阻止皮肤表面水分的过度蒸发，防止皮肤干燥，保持皮肤的光滑润泽。

4. 增加皮肤的吸收功能　按摩时，血液循环加快，毛孔开放，可大大提高皮肤对各种化妆品和外用药品的吸收能力。

5. 减脂排毒　按摩能增加局部组织的耗氧量，增强皮肤的呼吸功能，加强氧气的吸收，加速二氧化碳等代谢废物与有害毒素的排出，减小皮下组织内脂肪细胞个体体积，达到减少脂肪堆积、保持体形、健美形体的目的。

6. 减缓衰老　按摩属于被动运动，持之以恒地进行按摩能有效去除皮下多余的水分，改善皮肤松弛和肿胀的现象，使皮肤更具弹性、更紧致，有效延缓衰老。

四、按摩对人体经络的影响

经络是经脉和络脉的总称。经，有路径之意。经脉贯通上下，沟通内外，是经络系统的主干。络，有网络之意。络脉是经脉别出的分支，较经脉细小，纵横交错，遍布全身。经络内属于脏腑，入络于肢节，沟通于脏腑与体表之间，将人体脏腑、组织、器官联结成为一个有机的整体，并借此行气血、营阴阳，使人体各部位的功能活动得以保持协调和相对平衡。人体的经络系统循环于体表，按摩运用各种手法直接作用于体表，刺激经络，促进经络气血的运行。按摩对人体经络的影响表现在以下三个方面。

1. 行气活血 气血是生命活动的物质基础。按摩时，美容师的双手在经络分布的部位有节律地揉按，鼓动了经气的运行，带动了血液的运行，所以具有行气活血的效果。

2. 通经活络 经络的分布形成人体的气血通道，生命活动中的各种因素都有可能造成经络的淤堵，如风寒、暑湿、气滞、淤血、痰湿等。按摩时，可以通过按摩技巧的应用祛风散寒，除湿化瘀，使经络畅通，病痛减轻，强身健体。

3. 调节脏腑功能 按摩时，利用十四经脉与脏腑的关系，通过刺激十四经脉上的穴位，对脏腑进行补泻调理，虚则补之，实则泻之，从而达到阴阳平衡的目的。

任务二 身体养护技术

一、身体按摩基本要求

身体按摩需要美容师的双手与顾客肌肤直接接触，按摩技巧以舒缓、服贴、舒服为主，有以下五点要求。

1. 选用适当的按摩油或按摩霜。选择合适的按摩介质不仅可以减少摩擦，还可以滋润皮肤，缓解皮肤干燥状态。不过，用量多少一定要根据顾客的需要来定。

2. 按摩的动作要熟练、准确，并配合不同部位的肌肉状态变换手形及调整力度。在肌肉丰厚的部位施力较重，而在骨骼突出的部位则施力较轻；在肌肉紧张的部位或酸痛的部位，施力要轻而舒缓；在筋结部位，施力则要重而缓。手指、掌、腕部动作应灵活、协调，以适应各部位按摩需要。

3. 按摩时，应建立平稳的节奏，时刻关注顾客的舒适度，按摩动作频率要适当，要先慢后快、先轻后重，要有渗透性。

4. 根据顾客对力度的承受程度，适时调整按摩力度。每个人对力度的承受程度不尽相同，经常按摩的人喜欢力度重一点，初次按摩的人则喜欢轻一点。

5. 训练一双灵巧的手。按摩的力度将会随着经验的积累而增加，而一双灵巧的手则是顾客是否认可的关键。

二、用品用具

身体护理与面部护理在用具方面略有差别，有必要全方位地了解，以保证服务质量。

（一）常规用品

1. 美体床、美容推车。

2. 产品：调理精油、基础精油、活络油、润肤膏。

3. 白色毛巾 3 条、白色浴巾 2 条、热毛巾 1~2 条。

4. 洗脸盆 2 个、一次性塑料袋若干、小玻璃碗 2~3 个，一次性口罩。

5. 75% 乙醇 200ml、储罐 2 个，镊子或止血钳 1 把，物品筒 1 个，免洗消毒液 1 瓶、棉球若干。

（二）水疗设备

1. 沐浴间　恒温水、消毒毛巾和浴袍。

2. 浴盆　恒温水、无菌膜、精油、鲜花瓣、消毒毛巾和浴袍。

3. 洗浴用品　洗发液、护发素、沐浴露。

（三）项目产品

在美容会所（院），许多身体护理以项目的形式展现给顾客，一般包含几种技术和多款产品，这些组合在一起的产品，一般称为项目产品，其特点有以下三点。

1. 产品功效明确　具有疏通经络、调节阴阳、缓解疼痛、减少脂肪等功效。

2. 安全可靠　经过国家检验，不会对人体造成伤害。

3. 针对性强　多款产品围绕 1~2 个问题或者某个身体部位而设计，最终解决这些部位的问题。

（四）仪器设备

仪器是身体护理常用设备，根据身体护理项目的需要，经常使用的仪器有以下三种。

1. 负压吸吮仪　是一种利用负压吸放的物理作用对人体进行深层按摩的仪器。多用于淋巴按摩、局部减肥和塑造身材。

2. 振动仪　是一种产生机械振动的仪器，设置有不同的振动形式（持续型、脉冲型）和振动频率，可根据顾客的需求选择。多用于代替手工按摩和减肥。

3. 各种电疗仪　用于身体护理的电疗仪器种类较多，最常见的是法拉第电流护理。通过产生肌肉收缩来缓解疲劳、改善身材。

知识链接

护肤品的取用

目前，美容会所（院）的护肤品主要有两种形式，一种是大瓶院装护肤品，另一种是品牌套盒护肤品。对于大瓶院装护肤品，美容师在用品准备时应根据不同产品的规定客次用量，将护肤品适量取出，放入已清洁消毒的小碗中备用。这样可以避免美容师在护理操作过程中频繁开、关护肤品盒盖或按压按压泵等，节省护理时间，保证护理过程的连贯性；同时避免美容师频繁清洁消毒双手，也避免造成护肤品污染。对于品牌套盒护肤品，品牌厂在生产时已将其按客次用量分装为多支独立包装的产品，使用时直接单支取用即可。

三、身体养护常规实施流程

身体养护项目种类繁多，但不论什么项目，实施的流程都大同小异。熟悉身体护理实施常规流程，对发展迅速的身体护理项目的准备实施非常有效。

（一）准备工作

美容会所（院）应时刻保持良好的专业氛围和高效率。所以，美容师应仪表整洁、束发，着工作装，并始终保持友善和自信的微笑。身体护理的准备工作具体如下。

1. 环境准备

（1）提前做好通风换气，调节室内温、湿度至适宜，保持光线柔和，播放舒缓、轻柔的背景音乐。

（2）将美容床调整到顾客舒适的角度。

（3）更换床上用品，铺好床，并将毛巾叠放整齐。将一条大毛巾叠好后放置在美容床中央，将两条小毛巾放置在床头部，将第三条小毛巾叠好放置于枕头边缘。（所有毛巾须提前消毒好，为一客一换）

2. 仪器设备准备

（1）保持仪器干燥　用干布擦拭，保持仪器及配件干燥。

（2）检查电源　检查电源是否通电、有无漏电。

（3）调试仪器　检查仪器能否正常工作。

3. 消毒

（1）用蘸有 75% 乙醇的棉球对准备使用的用品、用具及美容师双手进行擦拭消毒。注意棉球消毒方式，不能反复擦拭；如果需要重复，必须更换棉球。

（2）提前 30 分钟把用品、用具放进消毒柜消毒。

4. 用品用具准备　将所需的用品、用具整齐摆放在美容推车上，可按护理顺序依次摆放。

5. 美容师准备　着工作装，戴口罩，戴工作牌，化淡妆，修剪指甲，不佩戴首饰，口腔无异味。

6. 协助顾客准备

（1）为顾客提供浴袍，请顾客更衣。

（2）协助顾客取下颈部饰品，提醒顾客妥善保管饰品。

（3）提醒顾客存储好私人物品，尤其是贵重物品。

（4）引领顾客进入淋浴间，调节好水温，备好沐浴用品和消毒毛巾。

（5）引领顾客进入操作间，仰卧于美容床上，为顾客盖好被子、包好头巾。

（二）常规操作流程

1. 沐浴清洁　清洁身体皮肤，去除身体污垢，舒缓神经，促进血液循环，消除疲劳，有利于老化细胞的脱落，使皮肤光滑、细嫩。

2. 热疗　借助喷雾仪、毛巾热敷、桑拿汗蒸等方法，促进血液循环，使毛孔打开。

3. 去角质　借助物理或化学的方法去除老化的角质，彻底清除毛囊内的顽固污垢及过剩角质，防止毛孔堵塞，有利于营养吸收。

4. 身体按摩　在身体上涂抹按摩精油或按摩霜并进行按摩。

5. 仪器按摩　根据部位、需求及身体状况的不同，选择合适的美容仪器进行按摩。

6. 敷身体膜

（1）准备　彻底清洁欲敷膜部位的皮肤，备好用品用具。

（2）调膜　取适量膜粉，加蒸馏水，用调膜棒沿一个方向迅速搅拌成糊状。

（3）敷膜　用消毒后的软毛刷将调好的身体膜均匀地涂于皮肤上。

（4）保温　用保鲜膜包裹涂抹部位 20～30 分钟以保温、促进吸收。

（5）卸膜　将身体膜蘸水浸湿，软化后轻轻卸下。

（6）清洁　沐浴，彻底清洗干净。

7. 涂抹身体乳　根据顾客皮肤性质选择合适的身体乳，涂抹身体乳可以令肌肤光滑、滋润。

8. 身体养护结束

（1）为顾客擦干净身体。

（2）协助顾客起身、穿衣、穿鞋。

（3）协助顾客整理发型。

（4）敬水，与顾客沟通按摩后的感受，预约下次护理时间。

（5）引领顾客到前台办理相关手续。

（6）送客。

> **知识链接**

身体护理小秘密

1. 清洁是身体护理的第一步，但所有的清洁行为都会对皮肤屏障产生一定的损害。在能够去除污垢的前提下，尽可能精简清洁步骤和频率。清洁频次根据自己皮肤状态来决定，一般夏日为 1 次/天，秋冬季、初春要减少，2 次/5 天为宜。清洁时间控制在 20 分钟内，水温以 38℃左右最合适。

2. 建议 1～2 周做一次深层清洁，即去角质。注意操作力度，否则容易损伤皮肤。

3. 清洁的正确顺序：面部、身体、头发。

4. 沐浴露要选择弱酸性的，不伤害皮脂膜。沐浴露的泡沫要细腻均匀。

四、身体养护疗程设计原则

身体养护是一个循序渐进的过程，所以在身体养护开始时，就要与顾客沟通，告知顾客身体现状，想要达到预期状态需要多长时间。只有让顾客与美容师密切配合，才能让效果最大化。设计身体养护疗程的原则有以下三方面。

1. 根据顾客的身体状态设计身体养护疗程　身体养护疗程应根据顾客皮肤特点、身体状态进行个性化设计，切忌生搬硬套。一般 3～5 天/次，10 次为一个疗程，必要时可以增加至两个疗程。

2. 根据顾客的消费能力设计身体养护疗程　如果顾客受到消费能力限制，可以减少疗程次数，拉长护理间距和护理周期，让顾客可以接受。

3. 根据效果设计身体养护疗程　对于反应敏感、见效快的年轻人，采用短平快的疗程设计；对于反应迟钝、见效慢的中老年人，则多采用舒缓、较长时间的疗程设计。

身体养护疗程并不是一成不变的，应根据季节、气候、环境及顾客健康状况的改变进行调整。

> **目标检测**

答案解析

单项选择题

1. 下列不属于按摩对人体肌肉的影响的是　（　　）

 A. 使神经兴奋性升高   B. 使神经兴奋性降低

 C. 产生反射性调节   D. 缓解疲劳性肌肉酸痛

2. 下列属于按摩对人体皮肤和脂肪的影响的是　（　　）

 A. 促进皮脂腺、汗腺分泌   B. 降低皮肤的吸收功能

 C. 使神经兴奋性降低   D. 促进乳酸的形成

3. 关于身体按摩基本要求，说法错误的是　（　　）

 A. 选用适当的按摩油或按摩霜   B. 按摩时动作要熟练、准确

 C. 按摩时节奏要快   D. 时刻关注顾客的舒适度

4. 关于项目产品特点，描述不正确的是（　　）

    A. 针对性强   B. 产品功效明显

    C. 产品安全可靠   D. 稳定性差

5. 下列不属于身体养护常规实施流程中环境准备的是（　　）

    A. 湿度、温度准备   B. 按摩床准备

    C. 舒缓音乐准备   D. 仪器设备准备

6. 关于身体养护疗程设计原则，说法不正确的是（　　）

    A. 根据顾客身体状态设计   B. 根据顾客消费能力设计

    C. 根据效果设计   D. 养护方案不可更改

（彭　蕾）

书网融合……

重点小结　　　　　习题

项目八　身体不同部位养护技术

PPT

知识目标：通过本项目的学习，应能掌握肩颈、腰背、腹部、手足按摩的操作步骤和要领；熟悉肩颈部、腰背部、腹部、手足按摩的常用穴位、按摩目的和日常护理方法；了解肩颈、腰背、腹部和手足按摩的适用范围和注意事项。

能力目标：能运用所学身体养护技术独立、规范地为顾客提供身体养护服务。

素质目标：通过本项目的学习，培养爱岗敬业、吃苦耐劳的精神和保护顾客隐私的意识。

情境导入

情境·赵女士，37岁，杂志社编辑。长时间在电脑前工作，呻叫工作压力大，不爱运动。近期，天气炎热，吹空调后，身体出现不适，主要表现为肩颈部位酸痛、僵硬、转头有空响，头痛、失眠多梦等症状。

思考：1. 导致赵女士肩颈不适的原因是什么？

　　　2. 作为美容师，应为赵女士提供什么服务？具体流程是什么？

任务一　肩颈养护技术

一、肩颈皮肤的特点

皮肤适当分泌油脂可以起到保湿和抗衰的作用，但由于肩颈部皮肤的生理特点，其皮脂腺分布少，油脂分泌不足，又缺乏水分和营养物质的补充，因此肩颈部皮肤容易变得脆弱、干燥缺水、老化松弛及出现皱纹等。导致肩颈部皮肤出现问题的还有其他原因，例如缺乏运动、长时间低头操作手机、伏案工作等都会导致肩颈部血液循环不畅，毒素容易堵积于此处，引发肩颈部酸痛、头晕头痛等。另一方面，肩颈部尤其是颈部皮肤暴露在外，光对皮肤的老化作用使皮肤状态变得更加脆弱，老化程度加深，所以要重视并加强对肩颈部皮肤的保养。

二、肩颈皮肤养护的目的

人体循环是由上而下的，肩颈部位向上连接脑部，向下连接躯干，是人体气血通道的"十字路口"，所以毒素易堆积于此部位，导致血液循环变差，负荷加重，由此，肩颈部位自然会出现僵硬、疼痛、老化松弛等问题，要及时疏通并养护此部位。肩颈部皮肤养护有以下三个目的。

1. 促进肩颈部位血液循环，增强新陈代谢，排出堆积毒素，改善肩颈部僵硬、疼痛的问题。

2. 为肩颈部皮肤提供充足的水分和营养物质，改善肩颈皮肤干燥、老化松弛等问题，增强皮肤弹性和光泽。

3. 疏通经络，调节脏腑功能，松解肩颈肌肉疲劳，舒缓顾客的身心状态。

三、肩颈按摩适用范围

（一）肩颈按摩适用者

1. 肩颈部位酸痛、酸麻、僵硬者。

2. 肩颈皮肤老化松弛、有皱纹、缺乏弹性和光泽者。

3. 长期伏案工作，维持坐姿长时间不变或坐姿不正确者。

4. 身体处于亚健康状态、疲劳、失眠多梦、头痛不适者。

5. 有肩颈部保养需求，美化肩颈线条者。

（二）肩颈按摩禁忌者

1. "三高"人群，即高血压、高血糖、高脂血症人群。

2. 颈椎病急性发作期、患骨质疏松者。

3. 意识不清即酒醉、癫痫发作患者。

4. 肩颈部皮肤有破损伤口、患感染性疾病者。

5. 身体有严重疾病者，如患肿瘤、心脏病、重型糖尿病等。

6. 未进食和饭后。

四、肩颈按摩操作流程

（一）准备工作

1. 美容师准备

（1）物品准备　美容车1张，小毛巾3条、大毛巾3条，按摩产品（按摩精油）、75%乙醇、一次性浴袍1件、拖鞋1双、沐浴露1瓶。

（2）环境准备　操作房间干净整洁，无异味；环境温度18～25℃，湿度40%～60%；灯光柔和，播放轻柔舒缓的音乐。

（3）卫生准备　操作房间、毛巾均消毒干净。

（4）自身准备　美容师穿工作服，化淡妆，注意个人仪容仪表规范；修剪指甲，做好手部清洁；戴口罩；不能佩戴任何饰品。

2. 顾客准备

（1）放置私人物品　引导顾客放置私人物品，例如饰品、衣服、手机等，并妥善保管好。

（2）清洁身体　引导顾客沐浴，更换浴袍、拖鞋。

（3）心理准备　操作前简要告知顾客操作流程和时长，从而让顾客有心理准备，从而有利于操作顺利开展。

（二）肩颈按摩常用美容穴位

肩颈按摩常用的美容穴位详见表8-1和图8-1。

表8-1　肩颈按摩常用美容穴位

穴位	定位	经脉	主治
风府穴	在颈后区，后发际正中直上1寸	督脉	头痛、眩晕、颈项强直
风池穴	在颈后区，枕骨之下，胸锁乳突肌与斜方肌上端之间的凹陷处，与风府穴相平，左右各一	足少阳胆经	颈项强痛、头痛、眩晕、失眠

续表

穴位	定位	经脉	主治
天窗穴	在颈部，横平喉结，胸锁乳突肌的后缘	手太阳小肠经	颈项强痛
颈百劳穴	在颈部，大椎穴直上2寸，后正中线旁开1寸	经外奇穴	颈项强痛
大椎穴	在脊柱区，后正中线上，位于第7颈椎棘突下凹陷中	督脉	颈项强急、肩背疼痛
肩中俞穴	在脊柱区，第7颈椎棘突下，后正中线旁开2寸	手太阳小肠经	肩背疼痛
肩外俞穴	在脊柱区，第1胸椎棘突下，后正中线旁开3寸	手太阳小肠经	肩背疼痛，颈项强急
曲垣穴	在肩胛部，肩胛冈内侧端上缘凹陷中	手太阳小肠经	肩胛疼痛
秉风穴	在肩胛区，肩胛冈中点上方冈上窝中央	手太阳小肠经	肩胛疼痛、酸麻
天宗穴	在肩胛区，肩胛冈中点与肩胛骨下角连线上1/3与下2/3交点凹陷中	手太阳小肠经	肩胛疼痛、肩背部损伤
臑俞穴	在肩胛区，腋后纹头直上，肩胛冈下缘凹陷中	手太阳小肠经	肩臂疼痛
肩贞穴	在肩胛区，肩关节后下方，腋后纹头直上1寸	手太阳小肠经	肩臂疼痛
肩井穴	在肩胛区，第7颈椎棘突与肩峰最外侧点连线的中点	足少阳胆经	颈项强痛、肩背疼痛
巨骨穴	在肩胛区，锁骨肩峰端与肩胛冈之间凹陷中	手阳明大肠经	肩臂疼痛
天髎穴	在肩胛区，肩胛骨上角骨际凹陷中	手少阳三焦经	肩臂臂痛、颈项强急
肩髎穴	在三角肌区，肩峰角与肱骨大结节两骨间凹陷中	手少阳三焦经	肩重不能举

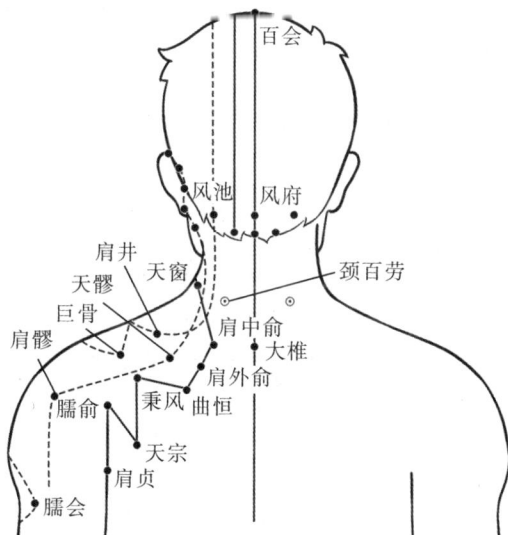

图8-1 肩颈按摩常用美容穴位图

（三）肩颈按摩操作步骤

肩颈按摩操作步骤见表8-2。

表8-2 肩颈按摩操作步骤

操作步骤	操作要领	注意要点
1. 操作前准备	①引导顾客俯卧于美容床 ②用小毛巾给顾客包头，大毛巾盖于顾客身体上，暴露出肩颈部 ③美容师双手消毒	注意保护顾客隐私，做好保暖工作
2. 展油	①取油：取适量按摩精油于掌心，左右手轻微拉抹，使双手沾满按摩精油 ②上油：双手置于大椎穴，由上往下，推至肩胛骨下缘，然后包贴躯体两侧往上提拉至肩部，按抚肩部后划拉至颈部，点按风池穴、风府穴（3遍）	①按摩精油拿取要适量 ②整个掌心要贴紧皮肤，指尖不要跷起，要包贴 ③美容师站在顾客头部方位
3. 搓热督脉、膀胱经	①搓热督脉：双手重叠，置于大椎穴，由上往下，搓热督脉（3遍） ②搓热膀胱经：双手分开并行，由上往下，搓热膀胱经（3遍）	①搓热时，掌心紧贴皮肤，手指不可跷起，用身体发力 ②先左后右

操作步骤	操作要领	注意要点
4. 放松斜方肌	①四指揉拨：单手虎口张开，放在颈部和肩部交接处，四指并拢，拇指跷起，逆时针方向，以打圈的方式，半圈用力，半圈不用力，进行四指揉拨 ②横推：从颈百劳穴推至巨骨穴，拇指发力，四指张开，辅助发力，可单手或双手进行横推 ③竖推：双手虎口张开，放在颈部和肩部交接处，双手拇指发力，四指固定，辅助发力，由下往上进行竖推 ④逆推：从巨骨穴推至颈百劳穴（方向与横推相反），拇指发力，四指张开，辅助发力，可单手或双手进行 ⑤跪拳：单手握拳，用四指关节背侧行滚法	①美容师站位要随按摩位置进行移动 ②学会借用身体的力量进行发力 ③有结节部位可反复加强，打散结节 ④动作要连贯、大气、沉稳，按摩范围可适当扩大，不要局限
5. 放松颈部	①五指拿捏：双手虎口张开，放于颈部，拇指与其余四指捏住颈部的肌肤，逐渐收紧、挤压并向上提起，轻重力量交替进行捏提 ②揉拨：先拇指揉拨，双手虎口张开，放于颈部，拇指进行轻柔有力的环旋运动，四指固定，辅助用力；后四指揉拨，四指进行轻柔有力的环旋运动，拇指固定，辅助用力 ③横拨：双手虎口张开，放于颈部，用拇指进行单向拨动，四指固定，辅助发力 ④点按天窗穴、风府穴、风池穴	①五指拿捏要用腕部的力量，有规律性地捏提肌肤 ②疼痛部位和结节可定点揉拨，反复加强 ③横拨可单手或双手进行
6. 推督脉、膀胱经	①推督脉：双手虎口张开，用拇指指腹先推大椎穴，四指辅助用力，反复加强，再推督脉 ②推膀胱经：双手虎口张开，由上往下，用拇指指腹推膀胱经，四指辅助用力	①先长推，后短推，二者相结合，用力持久、下沉 ②反复推至皮肤发热、发红 ③先左后右
7. 推肩胛骨面、肩胛骨缝	①推肩胛骨面：双手虎口张开，用拇指指腹推肩胛骨面，四指辅助用力，由上往下推 ②推肩胛骨缝：双手虎口张开，用拇指指腹推肩胛骨缝，四指辅助用力，先由上往下，顺时针推，然后推天宗穴分拨至肩胛骨缝，最后由下往上，逆时针推肩胛骨缝	①先长推，后短推，二者相结合 ②反复推至皮肤发热、发红 ③肩胛骨缝毒素容易堆积，要反复加强
8. 点按肩颈美容穴位	双手拇指重叠点按肩中俞穴、肩外俞穴、曲垣穴、秉风穴、臑俞穴、肩贞穴、肩井穴、巨骨穴、天髎穴、肩髎穴	①点按穴位要有力、持久 ②先左后右
9. 搓热	再次搓热督脉、膀胱经，包贴至肩颈，点按风池穴、风府穴	搓至皮肤发红、发热
10. 擦拭精油	用毛巾擦拭干净肩颈部的按摩精油	用消毒后的毛巾擦拭，注意干净卫生

（四）肩颈按摩后注意事项

1. 肩颈按摩后 4~6 小时内不可洗澡，避免着凉，注意保暖。

2. 肩颈按摩后可多喝热水，加速身体新陈代谢，排出体内代谢废物。

3. 肩颈按摩后肩颈肌肉处于放松状态，应适当休息，不可进行剧烈运动。

4. 肩颈按摩后可根据顾客身体情况适当热敷或用远红外线灯照射 5 分钟。

五、肩颈日常养护

1. 采用涂抹身体乳、美容仪器导入营养液或精华、敷肩颈膜等养护方式，及时给肩颈部补充水分及营养物质，达到肩颈皮肤养护的目的。

2. 注意防晒，日常外出打伞或涂抹防晒霜。

3. 根据自身情况适当进行运动锻炼，比如八段锦、瑜伽、普拉提、羽毛球等，放松和拉伸肩颈肌肉，缓解疲劳。

4. 减少伏案工作、低头操作手机的时间等，改善不良姿势，减轻肩颈部位的压力。

5. 少吹空调，防止寒气入侵肩颈部，冬天注意肩颈部位的保暖。

6. 可采用中医理疗项目进行日常肩颈部养护，例如针灸、艾灸、拔火罐、穴位贴敷、热敷、蜡疗等方法。

知识链接

富贵包

富贵包又称"项背部脂肪垫""颈后大包"，是在颈肩大椎处隆起的包块。富贵包不仅容易导致颈肩部酸痛、僵硬、活动受限以及头痛、驼背和脊柱畸形等不适症状，还会影响人体体型的美观，因此要及时预防、矫正和消除富贵包。

针对富贵包的治疗目前分为西医治疗和中医治疗两类。西医治疗有脂肪切除手术和脂肪抽吸手术，中医治疗有小针刀疗法、手法推拿、针刺、穴位埋线、壮医经筋疗法等。

任务二　腰背养护技术

一、腰背按摩的目的

腰背部是人体重要部位之一，位于腰背部的脊柱可以支撑躯干、肌肉，可以协调躯体运动。循行于腰背部的督脉和膀胱经是气血运行的通道，可以调节脏腑功能。脊柱由颈椎、胸椎、腰椎、骶椎和尾椎构成，其中腰椎承上启下，是脊柱中承重最大的部位，所以腰背部养护对于人体的重要性显而易见。

腰背按摩是选择合适的按摩介质涂抹于腰背部，搭配摩擦类、揉动类、提拿类和叩击类等各式按摩手法，对腰背部的穴位、经络、肌肉和皮肤进行按摩，达到疏经通络、行气活血、松解肌肉、缓解酸痛、调节腰背部反射区脏腑功能的目的，能有效帮助顾客缓解疲劳，放松身心，调节亚健康状态。

二、腰背按摩适用范围

（一）腰背按摩适用者

1. 腰背部酸痛、酸麻、僵硬者。
2. 内分泌紊乱、月经不调、痛经者。
3. 湿气重、体寒、气血不畅、面色暗沉者。
4. 失眠多梦、身心疲劳，处于亚健康状态者。
5. 有腰背部保养需求、减肥、需美化腰背部线条轮廓者。

（二）腰背按摩禁忌者

1. 月经期、妊娠期女性。
2. 腰背部皮肤有破损伤口、患感染性疾病者。
3. 有心脏病、肾病、腹部肿瘤等严重疾病者。
4. 未进食和饭后。
5. 意识不清即酒醉、癫痫发作患者。

三、腰背按摩操作流程

(一)准备工作

1. 美容师准备

(1)物品准备　美容车 1 张，小毛巾 3 条、大毛巾 3 条，按摩产品(按摩精油)、75% 乙醇、一次性浴袍 1 件、拖鞋 1 双、沐浴露 1 瓶。

(2)环境准备　操作房间干净整洁，无异味；环境温度 18 ~ 25℃，湿度 40% ~ 60%；灯光柔和，播放轻柔舒缓的音乐。

(3)卫生准备　操作房间、毛巾均消毒干净。

(4)自身准备　美容师穿工作服，化淡妆，注意个人仪容仪表规范；修剪指甲，做好手部清洁；戴口罩；不能佩戴任何饰品。

2. 顾客准备

(1)放置私人物品　引导顾客放置私人物品，例如饰品、衣服、手机等，并妥善保管好。

(2)清洁身体　引导顾客沐浴，更换浴袍、拖鞋。

(3)心理准备　操作前简要告知顾客操作流程和时长，让顾客有心理准备，从而有利于操作顺利开展。

(二)腰背按摩操作步骤

腰背按摩操作步骤见表 8 - 3。

表 8 - 3　腰背按摩操作步骤

操作步骤	操作要领	注意要点
1. 操作前准备	①引导顾客俯卧于美容床 ②用小毛巾给顾客包头，大毛巾盖于顾客身体上，暴露出腰背部 ③美容师双手消毒	注意保护顾客隐私，做好保暖工作
2. 展油	①取油：取适量按摩精油于掌心，左右手轻微拉抹，使双手沾满按摩精油 ②上油：先整体上油，双手掌心沿脊柱两侧，从上往下，推至骶骨部，然后包贴躯体两侧往上提拉至肩部(1 遍)；后分三段式上油，第一段肩部至肩胛骨下缘，第二段肩部至腰部，第三段肩部至骶骨部，三段上油均由上往下，包贴躯体两侧往上提拉至肩部，最后一段按抚肩部后划拉至颈部，点按风池穴、风府穴(3 遍)	①按摩精油拿取要适量 ②整个掌心要贴紧皮肤，指尖不要跷起，要包贴 ③美容师站在顾客头部方位
3. 搓热督脉、膀胱经	①搓热督脉：双手重叠，置于大椎穴，由上往下，搓热督脉(3 遍) ②搓热膀胱经：双手分开，搓热膀胱经(3 遍) ③搓热后包贴回肩部，顺势给顾客盖好毛巾，充分暴露颈部、肩部至肩胛骨下缘的部位	①搓热时，掌心紧贴皮肤，用身体发力 ②注意保暖 ③先左后右
4. 放松斜方肌	①四指揉拨：单手虎口张开，放在颈部和肩部交接处，四指并拢，拇指跷起，逆时针方向，以打圈的方式，半圈用力，半圈不用力，进行四指揉拨 ②横推：从颈百劳穴推至巨骨穴，拇指发力，四指张开，辅助发力，可单手或双手进行横推 ③竖推：双手虎口张开，放在颈部和肩部交接处，双手拇指发力，四指固定，辅助发力，由下往上进行竖推 ④逆推：从巨骨穴推至颈百劳穴(方向与横推相反)，拇指发力，四指张开，辅助发力，可单手或双手进行 ⑤跪拳：单手握拳，用四指关节背侧行挼法	①美容师站位要随按摩位置改变进行移动 ②学会借助身体发力 ③有结节部位可反复加强，打散结节 ④动作要连贯、大气、沉稳，按摩范围可适当扩大，不要局限

续表

操作步骤	操作要领	注意要点
5. 推督脉、膀胱经	①推督脉：双手虎口张开，用拇指指腹先推大椎穴，四指辅助用力，反复加强，再推督脉 ②推膀胱经：双手虎口张开，由上往下，用拇指指腹推膀胱经，四指辅助用力	①先长推，后短推，二者相结合，用力持久、下沉 ②反复推至皮肤发热、发红 ③先左后右
6. 推肩胛骨面、肩胛骨缝	①推肩胛骨面：双手虎口张开，用拇指指腹推肩胛骨面，四指辅助用力，由上往下推 ②推肩胛骨缝：双手虎口张开，用拇指指腹推肩胛骨缝，四指辅助用力，先由上往下，顺时针推，然后推天宗穴分拨至肩胛骨缝，最后由下往上，逆时针推肩胛骨缝	①先长推，后短推，二者相结合 ②反复推至皮肤发热、发红 ③肩胛骨缝毒素容易堆积，要反复加强
7. 推督脉、膀胱经和胆经	①推督脉、膀胱经：双手虎口张开，从肩胛骨下缘位置开始，由上往下，用拇指指腹推督脉、膀胱经，推至骶骨部，四指辅助用力 ②推胆经（身体两侧）：用拇指指腹推胆经，四指和另一只手辅助用力	①先长推，后短推，二者相结合 ②反复加强，用力持久、下沉 ③先左后右
8. 横推腰部	双手虎口张开，放于腰部，用拇指指腹由下往上推，四指辅助用力	①美容师正对顾客腰侧，用身体发力 ②先左后右
9. 点按腰部穴位	双手拇指重叠点按命门穴、腰阳关穴、腰俞穴、肾俞穴、腰眼穴、八髎穴等	①点按穴位要有力、持久 ②先左后右
10. 搓热	再次搓热督脉、膀胱经，包贴至肩颈，点按风池穴、风府穴	①搓至皮肤发红、发热 ②先左后右
11. 擦拭精油	用毛巾擦拭干净腰背部按摩精油	用消毒后的毛巾擦拭，注意干净卫生

知识链接

美容师要树立正确的医学美学观

　　医学美学观是"医学"与"美学"观念的结合，正确科学的医学美学观可以有效地指导医学美容实践。作为一名美容师，一是在思维认知层面，需要提高对医学美容行业中的美学的认识，尤其是提升自身美学思维和美学素养，这样才能树立正确科学的医学美学观；二是在专业知识技能层面，需要掌握扎实的医学美容知识，正确的医学美学理论可以指导美容实践，运用理论指导实践，实践检验理论，从而提出正确、合适且科学的医学美容指导。

（三）腰背按摩后注意事项

1. 腰背按摩后4~6小时内不可洗澡，避免腰背着凉，注意保暖。
2. 腰背按摩后可多喝热水，加速身体新陈代谢，排出体内代谢废物。
3. 腰背按摩后腰背肌肉处于放松状态，应适当休息，不可进行剧烈运动。
4. 腰背按摩后可根据顾客身体情况适当热敷或用远红外线灯照射5分钟。

四、腰背日常养护

1. 使用身体乳、身体膜等，及时给皮肤补充营养物质，进行腰背养护。
2. 根据自身情况适当安排腰背运动，比如普拉提、瑜伽、游泳等，放松腰背肌肉，缓解紧张和疲劳。
3. 不要睡太软的床，否则容易引起肌肉酸痛，加重腰椎疾病。
4. 不久坐、长时间伏案工作，调整不良坐姿。
5. 可间断性穿戴矫姿带，避免长时间弯腰驼背。
6. 可采用中医理疗项目进行日常腰背养护，例如针灸、艾灸、拔火罐、穴位贴敷、热敷、蜡疗等方法。

知识链接

督脉灸

督脉灸又称"铺灸""长蛇灸""火龙灸",是依据中医经络学说的督脉循行理论（督脉为阳脉之海），结合中药材并施以传统灸法。其操作方法是沿着督脉的走向，在背部平铺姜泥，点燃艾炷施灸。督脉灸可用于调理气血，温经通络，散寒祛瘀，治疗腰背部疼痛、僵硬及强直性脊柱炎、支气管炎、感冒等不适症状效果明显。由于督脉灸渗透力强、作用力温和、疗效持久且安全、无副反应，临床运用广泛。

任务三　腹部养护技术

腹部以肚脐为界分为上腹部和下腹部，腹腔内有脏器、血管、神经、淋巴管、淋巴结及腹膜等结构，是食物消化吸收、排泄的重要部位，也是生殖、泌尿的重要部位。除此以外，由于腹部的结构特点，腹部又是容易松弛下垂和堆积脂肪的部位。

一、腹部按摩的目的

腹部按摩的目的主要有以下四个方面。

1. 收紧腹肌　通过腹部按摩可以使腹肌被动收缩，从而收紧腹肌，保持优美的曲线和良好的体形。

2. 腹部减肥　腹部按摩作为一种被动运动，能使局部能量消耗增加，促进脂肪的代谢，减少腹部脂肪堆积，达到腹部减肥的目的。

3. 促进消化和排便　按摩腹部能够刺激肠胃活动，增强肠道蠕动和消化液的分泌，有助于促进消化和排便，缓解便秘、腹泻等消化系统问题。

4. 调节下腹部内环境　腹部按摩可舒缓盆腔神经、刺激淋巴和血液循环，缓解紧张和压力，促进免疫细胞的产生和运输，增强免疫力，为子宫、卵巢等盆腔器官营造良好的内环境，预防疾病的发生。

二、腹部按摩适用范围

1. 有不适症状者　腹部皮肤松弛；腹部脂肪较多；小腹寒凉，小腹有下坠感；月经提前或推迟，月经过多或过少，痛经，有慢性妇科炎症；腹部胀气，胃痛胃酸，消化不良、便秘；面色萎黄，头发光泽减退，脱发等。

2. 有护理需要者　虽然没有不适症状，但有保养意识的人，都是腹部按摩的适用人群。

三、腹部按摩操作流程

（一）操作前准备

操作前准备工作要依据项目特点设计，可以在标准流程中减少或增加内容。

1. 物品准备　大毛巾、小毛巾、按摩精油、精油容器、美容推车、洁面盆、热毛巾、浴袍、拖鞋。

2. 美容师准备　整理操作服，束发，戴口罩；用75%乙醇棉球对用品用具进行消毒，将产品摆放成服务状态。

3. 环境准备　舒适的温度，适合腹部按摩的轻音乐，清新宜人的香薰。

4. 顾客准备　顾客进行局部清洁或全身沐浴后，更换一次性内衣裤及专用顾客服或浴袍；提醒顾客放置好个人物品、排空膀胱，引导顾客进入操作间并上美容床；用消毒后的毛巾包头、铺巾，暴露操作部位，注意保护好顾客的衣裤边缘及顾客的隐私；美容师消毒双手。

（二）腹部按摩常用美容穴位

腹部按摩常用的美容穴位详见表8-4。

表8-4　腹部按摩常用美容穴位

穴位	定位	经脉	主治
大横穴	在脐中部，肚脐旁开4寸	足太阴脾经	腹胀、腹痛、泄泻、痢疾、便秘、小腹痛等
梁门穴	在上腹部，当脐中上4寸，距前正中线2寸	足阳明胃经	纳少、腹胀、胃痛、呕吐等
太乙穴	在上腹部，当脐中上2寸，距前正中线2寸	足阳明胃经	腹痛、腹胀、心烦、癫狂
天枢穴	在腹中部，肚脐旁开2寸	足阳明胃经	腹痛、腹胀、便秘、腹泻、痢疾等胃肠病症；月经不调、痛经等妇科病症
水道穴	脐下3寸，前正中线旁开2寸	足阳明胃经	小腹胀满、小便不利、痛经、不孕、疝气等
归来穴	脐下4寸，前正中线旁开2寸	足阳明胃经	腹痛、疝气、月经不调等
上脘穴	脐上5寸，前正中线上	任脉	腹胀、腹痛、呃逆、呕吐等
中脘穴	脐上4寸，前正中线上	任脉	胃痛、呕吐、呃逆、腹胀、腹痛等
建里穴	脐上3寸，前正中线上	任脉	胃痛、腹痛、腹胀、呕吐等
下脘穴	脐上2寸，前正中线上	任脉	腹痛、腹胀、消化不良等
神阙穴	脐中央，腹中部	任脉	泻痢、绕脐腹痛、脱肛、五淋、中风脱证等
气海穴	脐下1.5寸，前正中线上	任脉	虚脱、厥逆、腹痛、泄泻、月经不调、痛经、崩漏、带下、遗精、阳痿、遗尿、疝气等，具有强壮作用
关元穴	脐下3寸，前正中线上	任脉	中风脱证、肾虚气喘、遗精、痛经、带下、崩漏、腹痛、休克等，具有强壮作用
中极穴	脐下4寸，前正中线上	任脉	痛经、月经不调、遗尿、遗精等

（三）腹部按摩操作步骤

腹部按摩操作步骤见表8-5。

表8-5　腹部按摩操作步骤

操作步骤	操作要领	注意要点
1. 按抚展油	取适量按摩油，五指并拢，指尖相对，全掌着力，于下腹部向上推至肋骨下缘，双手反转180°，用力托住腰部拉抹至脐下小腹部会合（图8-2），重复5~8遍	力度和节奏与顾客呼吸频率一致
2. 腹部打圈按抚	双手交替在腹部做顺时针摩圈，一手为主，一手辅助旋转推按（图8-3），重复5~8遍	可以询问"这个力度合适吗？"
3. 点按穴位（图8-4）	①双手分开，拇指指腹依次点按梁门、太乙、天枢、水道、归来穴 ②双手重叠，指腹依次点按中极、关元、气海、下脘、中脘、上脘 ③叠掌按揉神阙穴，重复2~3遍	定位准确，遵循"轻—重—轻"原则
4. 按抚腹部	重复动作2	

续表

操作步骤	操作要领	注意要点
5. 揉捏腰侧	双手虎口对捏侧腰（图8-5），一侧操作完再操作另一侧，重复5~8遍	手掌尽可能紧贴于皮肤
6. 提拉腰侧	双手掌根交替用力提拉腰侧（图8-6），一侧操作完再操作另一侧，重复5~8遍	掌根尽可能紧贴皮肤
7. 脐周打圈按压	五指并拢，叠掌用指腹按揉脐周穴位：天枢、大横、建里、下脘、气海、关元、水道、归来穴（图8-7），重复2~3遍	施力沉稳，遵循"轻—重—轻"原则
8. 提脂推脂	双手五指并拢，一手掌心向下从腰侧处向内提拉，另一手手背同时从另一侧向内推挤（图8-8），双手交替进行，重复5~8遍	手掌尽可能紧贴于皮肤，施力沉稳
9. 按抚结束	使用双手掌以打太极的方式，轻轻按抚整个腹部，将双手搓热，用手掌温热腹部（图8-9）	

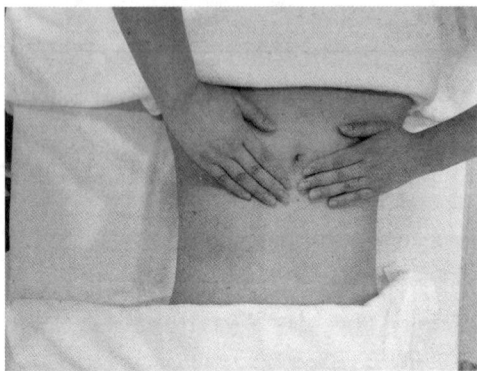

图8-2　按抚展油

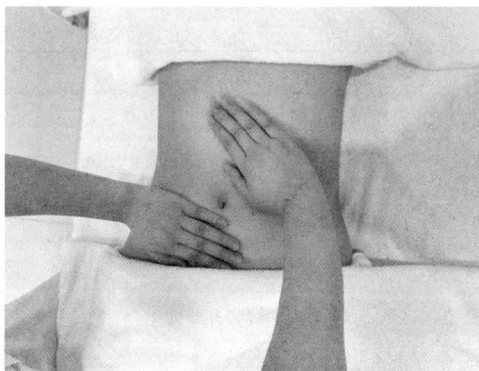

图8-3　腹部打圈按抚

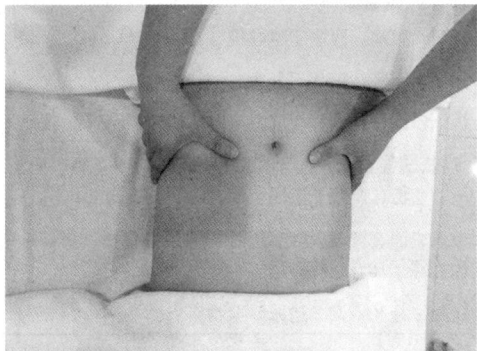

图8-4　点按穴位

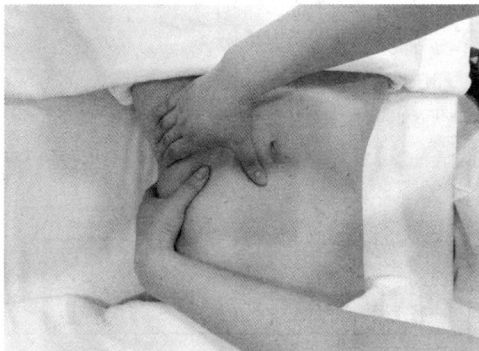

图8-5　揉捏腰侧

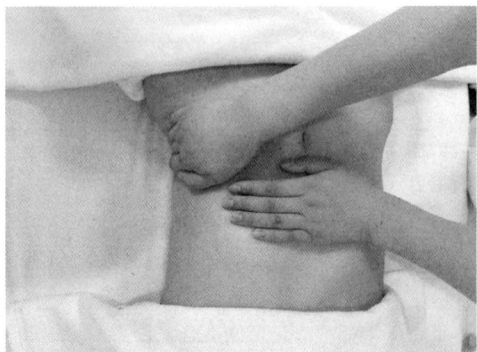

图8-6　提拉腰侧

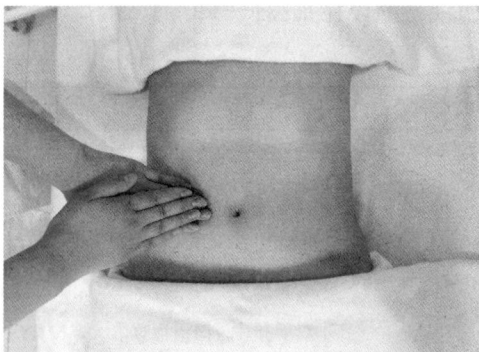

图8-7　脐周打圈按压

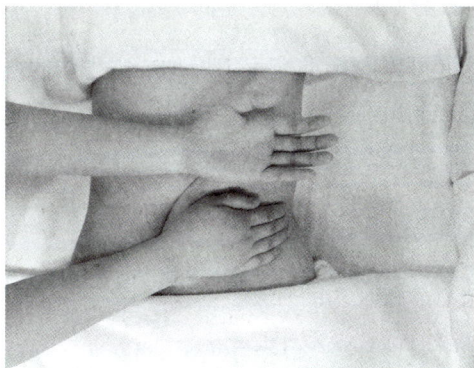

图 8 - 8　提脂推脂

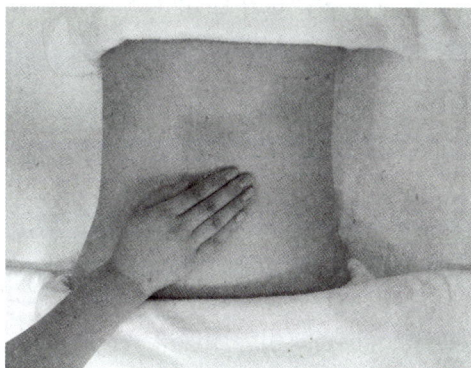

图 8 - 9　按抚结束

（四）腹部按摩注意事项

1. 经期、妊娠期、哺乳期禁止操作。

2. 原因不明的腹部疼痛者不宜操作。

3. 内外科急症、癫痫、心脏病、严重高血压等患者不宜操作。

4. 按摩力度要适中，缓慢移动，不要使用爆发力。

5. 最好在餐后 2 小时进行腹部按摩，避免在饭后和空腹时进行按摩，以免影响消化或导致胃肠不适。

知识链接

腹部肥胖的危害

腹部肥胖通常是由内脏脂肪堆积引起的。腹部肥胖又称向心性肥胖，一般容易并发动脉硬化、脑卒中、高血压、冠心病、糖尿病、高脂血症等。腹部肥胖也会影响求美者的身材，造成身体臃肿，降低求美者的自信心。人的美，包括外在美和内在美两个方面。外在美指人的相貌、体态、语言、仪表等方面的美；内在美指人的心灵、性格、情操、智慧、情感等方面的美。内在美是人的立人之基、做人之本，外在美是美的外在表现形式，二者有机统一、相辅相成、缺一不可。

任务四　手足养护技术

一、手部养护

手是人体的重要组成部分，无论进行任何活动、劳动还是在社交场合，手的作用都占据重要的位置。形体姿势、感情的表达都离不开手的动作，而拥有一双健康、灵巧、柔美的手，可表现出一种动人的美感。因此，对手的养护和美化不能忽略。

（一）手部养护的目的

通过手部的护理，可促进手部血液循环和新陈代谢，去除老化角质，使手部皮肤更加细腻嫩白、光滑滋润。

（二）手部养护操作流程

1. 操作前准备　操作前准备工作要依据项目特点设计，可以在标准流程中增加或减少内容。

（1）物品准备　75%乙醇、洁面盆、热毛巾、垫纸、纸巾、棉片、垫枕、体膜刷、调膜碗、保鲜膜、护手膜、洗面奶、去角质啫喱、按摩膏、护手霜。

（2）美容师准备　整理操作服，束发，戴口罩；用75%乙醇棉球对用品用具进行消毒，将产品摆放成服务状态。

（3）环境准备　舒适的温度，适合手部养护的轻音乐，清新宜人的香薰。

（4）顾客准备　引导顾客落座、暴露操作部位，操作前消毒顾客双手。

2. 手部按摩常用美容穴位　见表8-6。

表8-6　手部按摩常用美容穴位

穴位	定位	经脉	主治
合谷穴	在手背第1、2掌骨间，当第二掌骨桡侧的中点处	手阳明大肠经	发热、头痛、目赤肿痛、口眼歪斜、痛经等
中渚穴	在第4、5掌指关节后方凹陷处	手少阳三焦经	头痛、目赤、耳鸣、发热等
劳宫穴	在手掌心，当第2、3掌骨之间偏于第3掌骨，握拳屈指时中指尖处	手厥阴心包经	昏迷、晕厥、中暑、呕吐、心痛、癫狂等
阳溪穴	在腕背横纹桡侧，在拇短伸肌腱与拇长伸肌腱之间的凹陷处	手阳明大肠经	头痛、目赤肿痛、耳聋、手腕痛等
阳谷穴	在手腕尺侧，在尺骨茎突与三角骨之间的凹陷处	手太阳小肠经	头面五官病症、热病、癫狂、癫痫等
鱼际穴	第1掌骨中点，赤白肉际处	手太阴肺经	咳嗽、气喘、咽喉肿痛、喑哑、失音等
大陵穴	腕掌横纹正中，在掌长肌腱与桡侧腕屈肌肌腱之间	手厥阴心包经	心痛、惊悸、胃痛、呕逆等
曲池穴	屈肘呈直角，在肘横纹桡侧端凹陷处	手阳明大肠经	咽喉肿痛、齿痛、目赤肿痛、腹痛、腹胀、便秘等

3. 手部养护操作步骤　手部养护的基本步骤为：清洁、去角质、按摩、手部敷膜、涂护手霜。具体养护步骤见表8-7。

表8-7　手部养护操作步骤

操作步骤	操作要领	注意要点
1. 清洁前臂	取适量洗面奶，从腕部向上推抹至肘部，翻手沿手臂下方拉回至腕部，清洁前臂	清洁时动作幅度不宜太大
2. 清洁手背	美容师双手四指分别托住顾客大、小鱼际，使手背向上，双手大拇指指腹从腕部、掌骨至手指末端向上向外打小圈清洁手背	向上带力，向下轻滑
3. 清洁手掌	顾客掌心向上，美容师用双手拇指指腹在顾客掌心交替向上向外打小圈清洁手掌	向上带力，向下轻滑
4. 去角质	将去角质啫喱均匀地涂在手臂皮肤上（掌心除外），一手托住顾客手臂，另一手以打圈的方式对顾客前臂、手背、手指的皮肤分别进行脱屑	肘关节与指关节角质较厚处可重点加强
5. 手部按摩	①展油（图8-10）：取适量按摩油在手心温热，均匀地在手部展开。双手掌同时从顾客手腕到手肘包裹整个手臂，从手臂两侧滑至指尖，放松整个操作部位 ②按摩前臂（图8-11）：一手握住顾客手掌，托起顾客手臂，另一手拇指指腹用力从手腕至手肘向上向外打小圈，至肘部后拉抹回腕部，放松手臂肌肉 ③旋转手腕（图8-12）：一手握住顾客手腕，另一手与顾客十指相扣，先顺时针方向缓慢转动手腕，再逆时针方向转动，放松手腕 ④按摩手背（图8-13）：双手四指分别托住顾客大、小鱼际，使手背向上，双手大拇指指腹从腕部、掌骨至手指末端向上向外打小圈	提醒顾客手部放松，可以询问"这个力度合适吗？"

操作步骤	操作要领	注意要点
5. 手部按摩	⑤揉按手指（图8-14）：一手扶住顾客手腕，另一手拇指与食指着力依次打圈揉按每一个指关节，再从指根用力拉向指尖 ⑥按摩手掌（图8-15）：顾客掌心向上，美容师用双手拇指指腹在顾客掌心交替向上向外打小圈，最后揉按劳宫穴 ⑦放松动作：与顾客十指相扣，轻轻击掌再旋转手腕。顾客手臂自然平伸、放松，握住顾客手腕两侧做上、下快速抖动	
6. 手部敷膜	取适量手膜，用体膜刷均匀地涂抹在整个手部及腕关节处（图8-16）	敷膜注意厚薄均匀
7. 包裹手膜	用保鲜膜或手膜袋服贴、松紧适度地包裹涂抹手膜的部位（图8-17）。停留10~15分钟，可戴加热手套辅助产品吸收	包裹时注意松紧合适
8. 手膜卸除	利用保鲜膜或手膜袋顺势将大部分手膜去除，再去除保鲜膜或手膜袋。用热毛巾热敷整个手部，再彻底清洁手膜	卸膜要干净、彻底，尤其是指甲边缘
9. 涂护手霜	取适量护手霜均匀地涂抹在顾客手部，按摩至产品吸收	手部皮肤滋润但不油腻

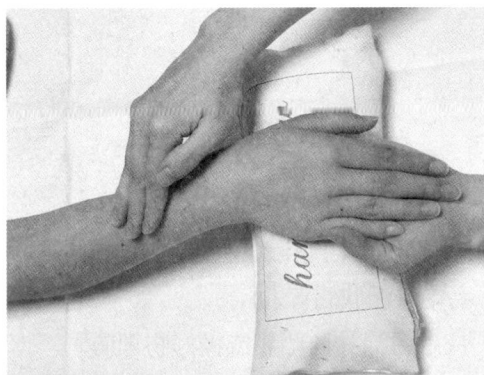

图8-10　展油

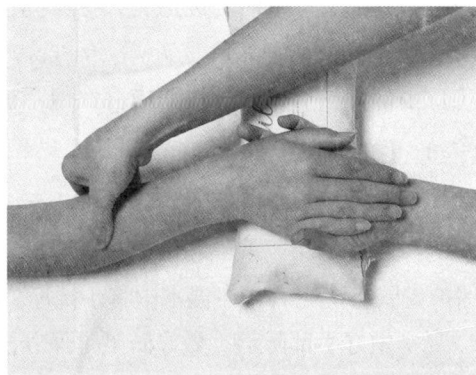

图8-11　按摩前臂

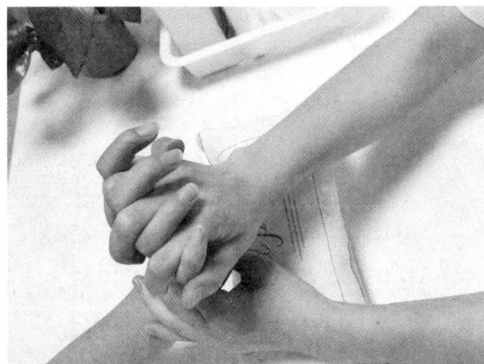

图8-12　旋转手腕

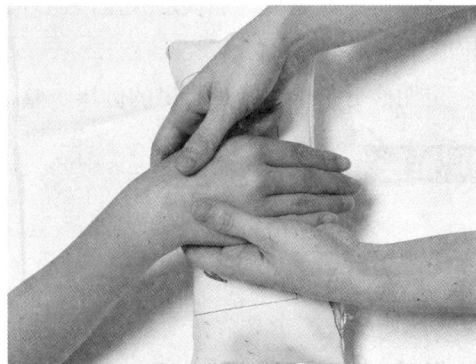

图8-13　按摩手背

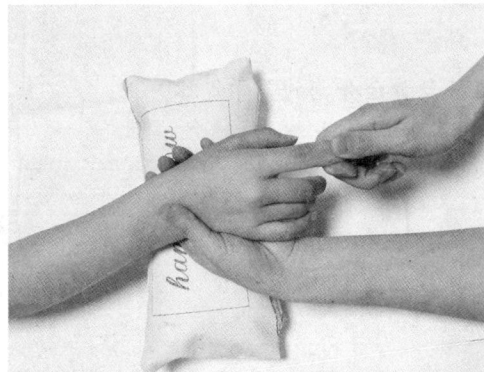

图8-14　揉按手指

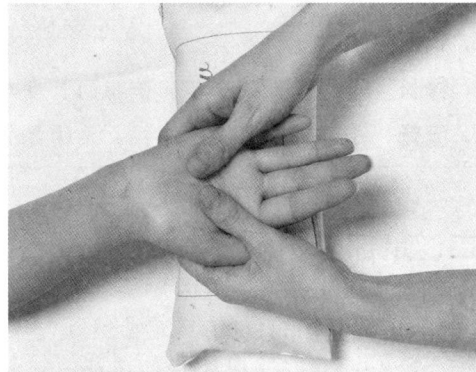

图8-15　按摩手掌

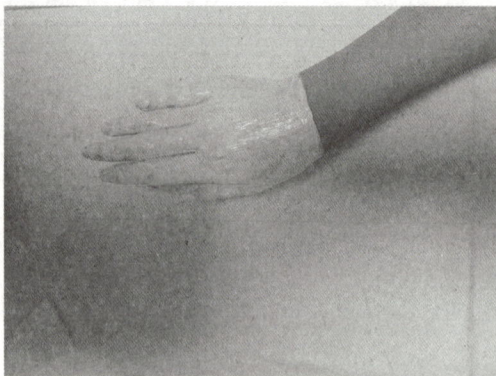

图 8 - 16　手部敷膜

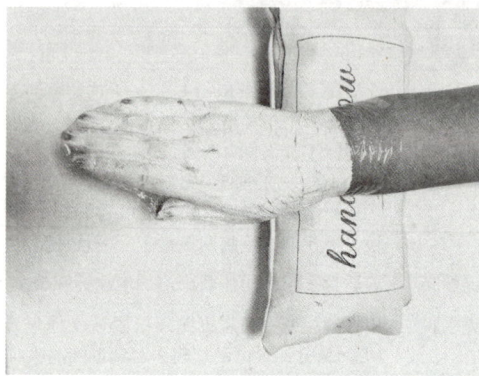

图 8 - 17　包裹手膜

4. 手部养护注意事项

（1）各个关节按摩时力度适宜，按摩到位，不要遗漏。

（2）整体按摩动作娴熟、流畅。

（3）手部养护后，手部皮肤应滋润但不油腻。

（三）手部日常养护

1. 用温水洗手，保持手部清洁。洗手后及时涂抹护手霜滋润手部。

2. 为减少洗洁精、洗衣粉、肥皂等日化用品中化学成分对皮肤的刺激，在接触这些产品时可戴手套保护皮肤。洗完后，在温水中将手洗净，然后涂抹护手霜、润肤霜等。

3. 夏季做好手部防晒。做好防晒是保养皮肤的关键，应及时涂抹防晒霜或做好物理防晒。

4. 冬季做好手部保暖，防止干裂、冻伤等。

5. 坚持做手部运动，加快皮肤血液循环，提升皮肤的弹性、灵活性。可参照手部按摩方法进行自我按摩，按揉手部穴位。

6. 定期修剪指甲，保持指甲的健康、整洁。

知识链接

美手的特征

自古以来，有很多形容手部美的诗句，如"肤如凝脂""手若柔荑""指如削葱根"等。手部的养护越来越受重视，但目前并没有绝对的标准来衡量手部的美。一般来说，美手有以下特征。

1. **细腻**　手部皮肤细嫩白皙，毛孔细小，柔软，有弹性。

2. **亮泽**　指甲大而薄圆，干净整齐，看起来鲜嫩、亮泽、丰满。

3. **灵活**　十指灵动多姿。

4. **修长**　手形修长，手掌、手指的长度与宽度的比值符合黄金分割的美学定律。

5. **流畅**　手部线条圆滑、流畅，无明显骨节突起。

二、足部养护

（一）足部养护的目的

足在人体负重、平衡和弹跳中发挥重要作用，是身体的重要组成部分。足部养护是运用按摩手法或使用按摩设备，促进血液循环、促进新陈代谢、消除疲劳、改善睡眠，达到保健美容的目的。

（二）足部养护操作流程

1. 操作前准备　操作前准备工作要依据项目特点设计，可以在标准流程中增加或减少内容。

（1）物品准备　75%乙醇、浴足桶、热毛巾、垫纸、纸巾、棉片、脚枕、体膜刷、调膜碗、保鲜膜、护足膜、脚锉板、去角质膏、按摩膏、护足霜。

（2）美容师准备　整理操作服，束发，戴口罩；用75%乙醇棉球对用品用具进行消毒，将产品摆放成服务状态。

（3）环境准备　舒适的温度，适合足部养护的轻音乐，清新宜人的香薰。

（4）顾客准备　引导顾客落座、暴露操作部位，操作前消毒顾客双脚。

2. 足部养护操作步骤　足部养护的基本步骤为：泡足、去脚茧、去角质、按摩、足部敷膜、涂护足霜。具体养护步骤见表8-8。

表8-8　足部养护操作步骤

操作步骤	操作要领	注意要点
1. 泡足	美容师托起顾客的脚，先试一下水温是否合适，再取适量温热水在顾客足背上测试水温，询问顾客水温是否合适，水温合适后将顾客双脚缓慢放入足浴桶中浸泡10~15分钟	一般水温控制在45~50℃
2. 足部去茧	①检查脚茧：将顾客脚上的水分用干净的毛巾擦干，用指腹轻轻触摸整个足底并观察足底，确定需要去茧的部位及茧的厚度（图8-18） ②前脚掌去茧：轻轻绷紧前脚掌，一手握住顾客的脚趾，另一手拿脚锉板紧贴前脚掌，利用脚锉板粗面匀速来回地从不同的方向去除前脚掌的脚茧（图8-19） ③后脚掌去茧：一手拿住顾客足部并抬起小腿；另一手拿脚锉板紧贴后脚掌，利用脚锉板粗面匀速来回地从不同的方向去除后脚掌的脚茧（图8-20） ④检查脚茧：用指腹再次轻轻触摸整个足底，检查去茧是否有遗漏，如有遗漏则继续使用脚锉板粗面匀速来回地从不同的方向进行打磨，直至光滑 ⑤脚茧收口：使用脚锉板细面紧贴足部皮肤由四周向脚掌心顺着一个方向轻轻打磨，直到足底触摸光滑、无粗糙感	去茧不要有遗漏
3. 足部去角质	①取适量去角质膏，以打小圈的方式摩擦整个足部，去除足部的角质，足背皮肤去角质时用力要轻柔（图8-21） ②清洁去角质产品，把顾客双脚擦干。引导顾客安全舒适地躺在调整好角度的床、沙发或椅子上，如在床上操作，则需要在双膝下放好脚枕	脚踝、脚跟等角质较厚处可重点加强
4. 足部按摩	①展油按抚小腿：取适量按摩膏在掌心温热，将双手掌放置于小腿两侧（避开胫骨），匀速向上按抚至膝盖后包住小腿后侧腓肠肌拉回（图8-22），重复3~5遍 ②揉捏腓肠肌：左手握住顾客脚踝保持小腿稳定，右手紧贴皮肤，从跟腱到腘窝拿捏腓肠肌，再匀速拉抹至跟腱（图8-23），重复3~5遍 ③按揉脚踝与小腿：双手拇指交替向外打圈按揉脚踝，再双手拇指同时向上向外打圈按揉胫骨前肌，注意避开胫骨（图8-24） ④按揉足背：双手托住顾客脚掌，拇指交替向上按揉足背骨缝，放松足背（图8-25） ⑤按揉脚掌：双手四指重叠握住顾客足背，双手拇指同时在脚掌心向上向外用力按揉脚掌，放松整个脚掌（图8-26） ⑥跪推足底：一手托住顾客脚后跟，另一手跪指，用指关节平面从上向下跪推放松足底（图8-27） ⑦揉捏趾关节：一手托住顾客脚掌，另一手拇指、食指依次揉捏拉伸每一个趾关节，放松脚趾（图8-28） ⑧按抚放松：按抚放松整个小腿及足部，双手掌包至脚尖轻轻松开	提醒顾客足部放松，可以询问"这个力度合适吗?"
5. 足部敷膜	取适量足膜，用体膜刷均匀地涂抹在整个足部及踝关节处（图8-29）	敷膜注意厚薄均匀
6. 包裹足膜	用保鲜膜或足膜袋服贴、松紧适度地包裹足部敷膜的部位。停留10~15分钟，可戴加热足套辅助产品吸收（图8-30）	包裹时注意松紧合适
7. 足膜卸除	利用保鲜膜或足膜袋顺势将大部分足膜去除，再去除保鲜膜或足膜袋。先用热毛巾热敷整个足部，再彻底清洁足膜（图8-31）	卸膜要彻底，尤其是脚趾甲边缘及脚趾缝隙处
8. 涂护足霜	取适量护足霜，均匀地涂抹在顾客足部，按摩至产品吸收	足部滋润但不油腻

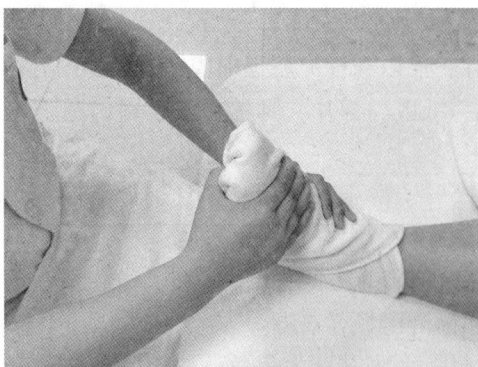
图 8 – 18　检查脚茧

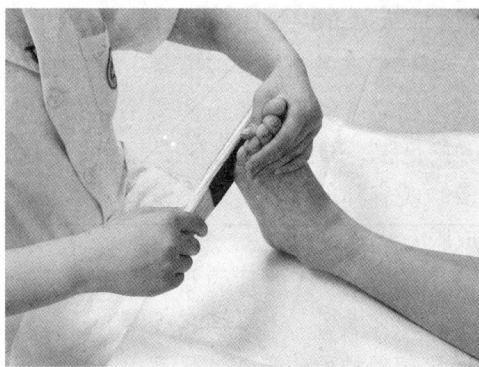
图 8 – 19　前脚掌去茧

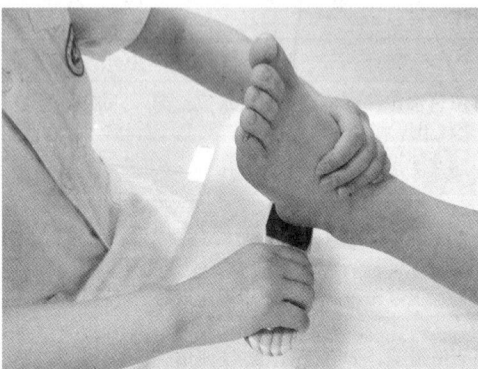
图 8 – 20　后脚掌去茧

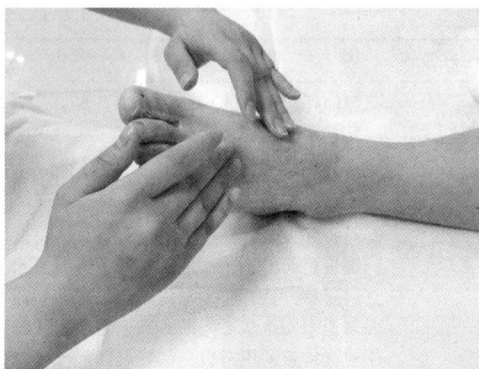
图 8 – 21　足部去角质

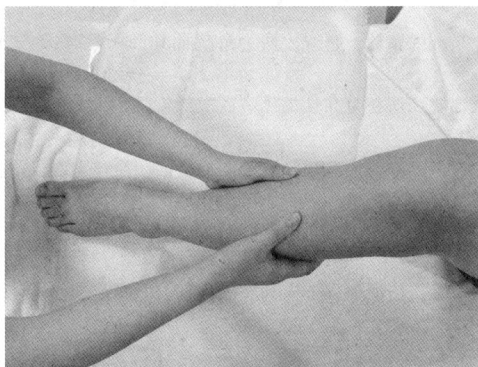
图 8 – 22　展油按抚小腿

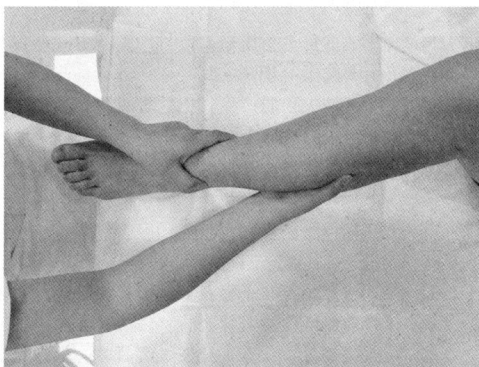
图 8 – 23　揉捏腓肠肌

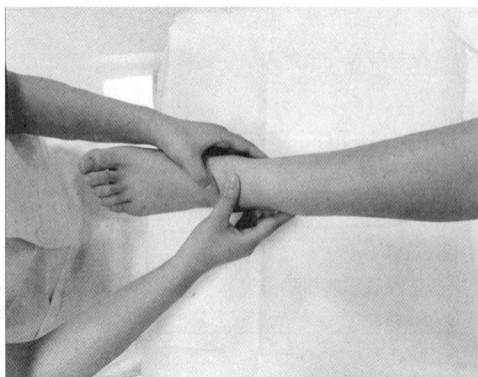
图 8 – 24　按揉脚踝

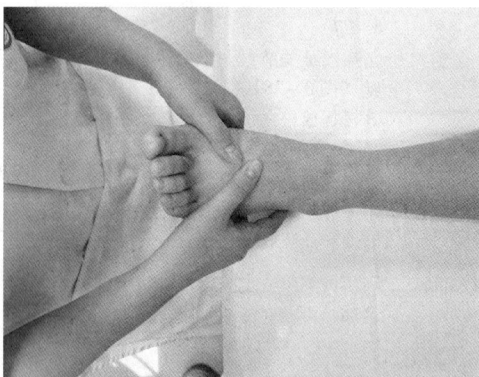
图 8 – 25　按揉足背

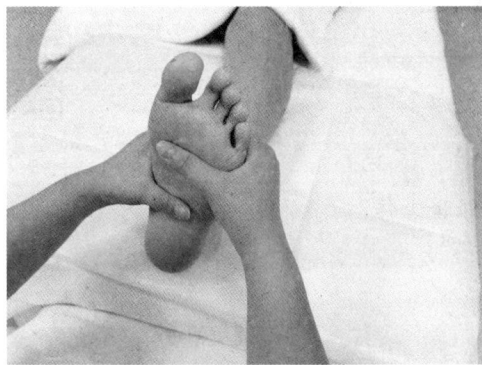

图 8-26　按揉脚掌

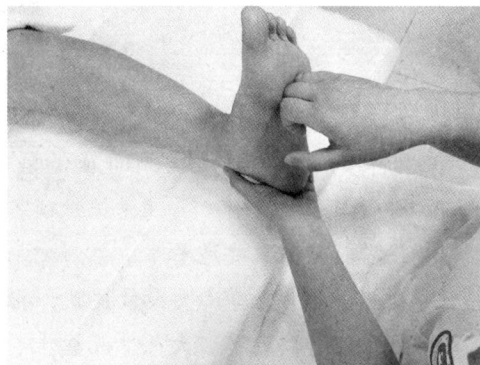

图 8-27　跪推足底

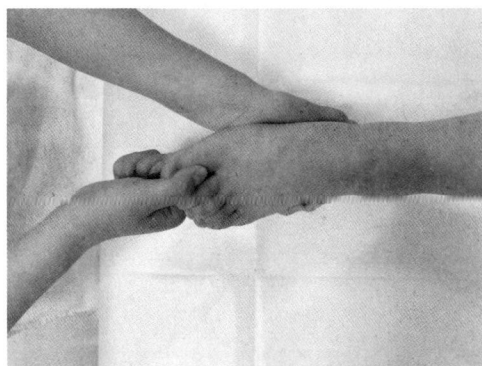

图 8-28　揉捏趾关节

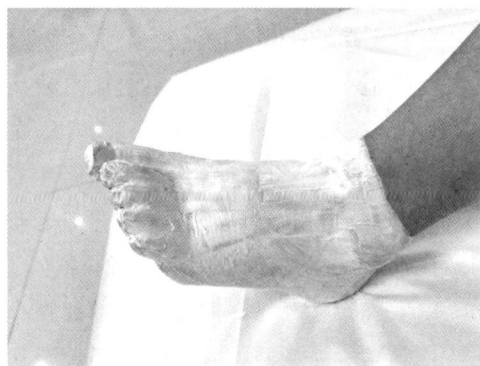

图 8-29　足部敷膜

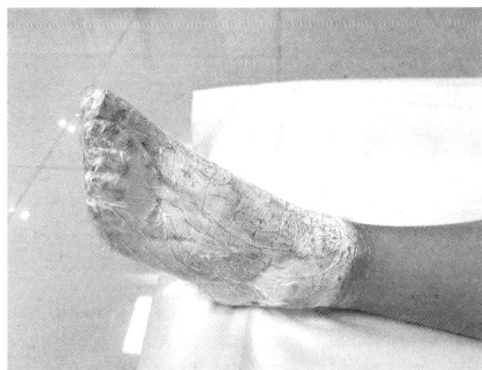

图 8-30　包裹足膜

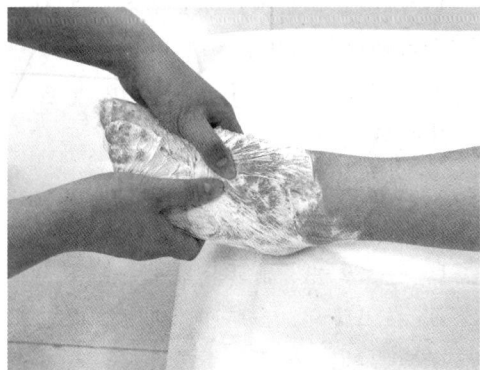

图 8-31　足膜卸除

（三）足部日常养护

1. 每天用温水清洁双足，特别是脚趾间的缝隙处应清洁干净。

2. 使用足部保湿霜或乳液滋润足部，防止足部皮肤干裂。

3. 定期修剪趾甲以保持适当的长度，防止甲沟炎的发生。

4. 穿着舒适、合脚的鞋子，预防足部损伤。

5. 天冷时注意足部保暖，睡前可用热水泡脚，预防冻伤。

目标检测

单项选择题

1. 关于肩颈按摩操作，说法不正确的是（　）
　　A. 进行肩颈按摩时，要注意保护顾客隐私，做好保暖工作
　　B. 按摩精油拿取要适量
　　C. 搓热督脉时，掌心要贴紧皮肤，指尖要跷起
　　D. 按摩动作要连贯、大气、沉稳

2. 肩颈按摩后（　）小时不能洗澡，避免着凉
　　A. 4～6　　　　　B. 6～10　　　　　C. 5～8　　　　　D. 6～12

3. 关于腰背部日常养护注意事项，说法错误的是（　）
　　A. 要睡软床，否则容易引起肌肉酸痛，加重腰椎疾病
　　B. 使用身体乳、身体膜等，及时给皮肤补充营养物质，进行腰背部养护
　　C. 不久坐、长时间伏案工作，调整不良坐姿
　　D. 根据自身情况适当安排腰背部运动，比如普拉提、瑜伽、游泳等

4. 手部养护的基本步骤为（　）
　　A. 去角质、清洁、按摩、手部敷膜、涂护手霜
　　B. 清洁、去角质、按摩、手部敷膜、涂护手霜
　　C. 清洁、按摩、去角质、手部敷膜、涂护手霜
　　D. 清洁、去角质、涂护手霜、手部敷膜、按摩

5. 腹部按摩的作用有（　）
　　A. 收紧腹肌　　　B. 腹部减肥　　　　C. 促进消化　　　　D. 以上都是

6. 中脘穴的定位是（　）
　　A. 脐上5寸，前正中线上
　　B. 脐上4寸，前正中线上
　　C. 脐上2寸，前正中线上
　　D. 在上腹部，当脐中上4寸，距前正中线2寸

7. 劳宫穴的定位是（　）
　　A. 在手掌心，第2、3掌骨之间偏于第3掌骨，握拳屈指时中指尖处
　　B. 在第4、5掌指关节后方凹陷中
　　C. 在手腕尺侧，在尺骨茎突与三角骨之间的凹陷处
　　D. 第1掌骨中点，赤白肉际处

（沈晓梅　乔　敏）

项目九　面部美容项目

学习目标

知识目标： 通过本项目的学习，应能掌握面部不同区域刮痧和拨筋的方法和注意事项，黑眼圈、眼部皱纹、眼袋形成的原因和眼部日常养护方法，唇部日常养护方法；熟悉面部刮痧、拨筋的注意事项，眼部和唇部养护操作流程；了解面部刮痧和拨筋的基本概念和原理，眼部和唇部皮肤的结构。

能力目标： 能运用所学面部刮痧和拨筋知识，根据客户的面部状况与需求，制定个性化的刮痧和拨筋美容方案并进行有效实施；应用眼部和唇部养护知识对顾客进行眼部和唇部美容养护。

素质目标： 通过本项目的学习，具有一视同仁、全心全意为每一位顾客提供专业化服务的意识。

情境导入

情境： 张女士是一位忙碌的职场女性，长期的工作压力和不规律的作息让她的面部肌肤逐渐失去了往日的紧致与光泽。尽管她尝试了各种护肤产品和方法，但效果却并不明显，这让张女士感到十分困扰。一次偶然的机会，张女士了解到面部刮痧是一种通过物理刺激来促进面部血液循环、提升肌肤弹性的自然美容方法。现在张女士决定来到美容院寻求帮助，进行面部刮痧护理。

思考： 1. 面部刮痧护理真的可以帮助张女士改善皮肤问题吗？

　　　　 2. 作为一名美容师，如何为顾客提供美容护理？

任务一　面部刮痧美容

一、刮痧的美容作用

面部美容刮痧是一种结合中医经络理论和现代美容技术的护肤方法。它不仅能促进面部皮肤的血液循环，加快新陈代谢，还能紧致皮肤、减少皱纹、去除暗沉等。美容刮痧一般隔日进行 1 次，15 次为一个疗程。两个疗程之间可以休息 5 日。每次刮痧的时间不宜过长，以免皮肤过度疲劳。刮痧作为中医的一种传统外治法，其美容作用主要体现在以下几个方面。

1. 促进面部的血液循环　在刮痧过程中，通过使用合适的工具和手法，能够有效地刺激皮肤，使其微循环加速，气血流通更为顺畅。这不仅可以促进面部细胞的再生和修复，使得面部肌肤光滑、有弹性，还能有效排出面部积累的毒素和废物，减少皮肤的暗沉和色斑。

2. 促进面部新陈代谢　在刮痧的按摩作用下，皮肤细胞的活性被激活，新陈代谢速率提升。面部皮肤的自我修复和更新能力增强，可以有效延缓衰老过程，使皮肤更加紧致、有弹性。同时，刮痧还能刺激面部的淋巴系统，促进淋巴的流动，帮助消除面部水肿，使面部轮廓更加清晰。

3. 醒神舒缓　在快节奏的生活中，人们常常面临各种压力，导致精神紧张、失眠等问题。刮痧通过刺激面部穴位和经络，能够调和气血、舒缓紧张情绪，使人感到放松和舒适。这对于改善睡眠质量、缓解面部肌肉疲劳都有积极的作用。

4. 可帮助改善问题性皮肤状况　通过刮痧的刺激，面部皮肤的弹性、光泽度和细腻度都能得到显著提升。同时，刮痧还能改善面部的各种肌肤问题，如痤疮、粉刺、黑头等，使面部肌肤更加光滑细腻。

知识链接

面部刮痧的新技术

面部刮痧，是一种承载着深厚中医文化底蕴的美容方法，在新时代背景下，面部刮痧技术不断创新，现已涌现出诸多新技术和新方法。

1. 精准穴位刮痧　不仅是对中医穴位理论的深入挖掘和应用，更体现了我们对传统文化的传承。这一技术强调对特定穴位的精准刮拭，要求美容师具备扎实的中医理论基础和严谨的工作态度，从而确保每一位客户都能享受到安全、有效的服务。

2. 智能刮痧工具　是科技与传统文化的完美结合，在保持刮痧传统效果的同时，通过现代科技手段提高操作的精准度和舒适度。智能刮痧工具的使用，使得刮痧服务更加个性化、人性化，让顾客在享受美容服务的同时，也能感受到科技的温暖与力量。

二、面部刮痧实施流程

（一）不同类型皮肤的刮痧方法

面部美容刮痧的第一步，需要根据个人的皮肤特征，正确判断皮肤类型及其特点。针对不同的皮肤类型，需要使用不同的刮痧方法和护肤品。

1. 干性皮肤　通常油脂分泌较少，易产生干纹和细纹。干性皮肤的人群在进行面部刮痧时，需要选择更为温和的刮痧工具，如质地较为柔软、边缘相对圆润的刮痧板，选择富含保湿成分的乳液或精油作为刮痧介质，刮痧力度上应采用轻柔力度，以避免过度刺激皮肤。

2. 油性皮肤　油脂分泌旺盛，容易堵塞毛孔，产生痤疮和黑头。油性皮肤的人群在进行面部刮痧时，可以选择质地稍硬一些的刮痧板，帮助清除多余的油脂和污垢，选择清爽型乳液或控油精华作为刮痧介质，刮痧力度上可采用中等力度，但也要时刻关注顾客感受，及时调整刮痧力度和频率，以避免过度刺激或损伤皮肤。

3. 混合性皮肤　通常表现为面部 T 区（额头、鼻子和下颌）油脂分泌较多，而两颊则相对干燥。在进行面部刮痧时，需要根据不同区域的皮肤状况进行调整，比如 T 区可以选择清爽型乳液或控油精华作为刮痧介质，两颊可以选择含有保湿成分的乳液或精油作为刮痧介质，在力度选择方面，T 区可适当加大刮痧力度，两颊则需更加轻柔、温和。

4. 敏感性皮肤　容易受到外界刺激，如气候变化、紫外线照射等，进而出现红肿、瘙痒等症状。对于这类皮肤，面部刮痧需要格外注意，选择形状圆润、质地较柔软的刮痧板，采用无刺激、温和的乳液或凝胶，并在刮痧前进行充分的皮肤测试，在刮痧力度上应采用轻柔力度，确保舒适无刺激、不会引起过敏反应。

5. 中性皮肤　既不油也不干，较为平衡，是最理想的皮肤状态。对于中性皮肤，面部刮痧的适用性较广，在刮痧工具选择、刮痧介质、刮痧力度上可以根据顾客的需求和喜好进行调整。

（二）面部刮痧操作步骤

1. 准备工作　在开始面部美容刮痧之前，需要进行充分的准备工作。应遵循正确的操作方法和卫生要求，以确保刮痧的安全和有效。其中包括准备面部美容刮痧所需的用品和用具，如刮痧板、护肤品等。应确保所有用品清洁和卫生，避免感染。

2. 卫生消毒　在刮痧前，美容师需采用七步洗手法进行手部消毒，同时采用75%乙醇对使用的刮痧板及其他器皿用具进行消毒，这样能够有效防止细菌和病毒的传播，确保刮痧过程的安全卫生。

3. 洁面卸妆　清洁面部是刮痧前的重要步骤，其能够去除皮肤表面的污垢、油脂和化妆品残留，为刮痧创造一个适宜的面部环境。此外，洁面有助于打开毛孔，使刮痧时的精油或按摩油能够更深入地渗透到肌肤内部，发挥更好的滋养和护肤作用。

4. 去角质　去角质能够去除皮肤表面的老化角质细胞，使皮肤更加光滑细腻，从而减少刮痧时的阻力，使得刮痧板在皮肤上滑动时更加顺畅，提高刮痧的效果。但是去角质并非面部刮痧前的必需步骤。对于角质层较薄或敏感性皮肤的顾客来说，过度去角质可能会导致皮肤受损或炎症。因此，在去角质前需要了解顾客的肤质，选择适合的去角质产品或方法，避免盲目去角质。

5. 开穴　面部刮痧开穴是指在开始刮痧之前，先通过一定的手法刺激面部的穴位，以疏通经络、调和气血，为后续的刮痧过程打下基础，创造良好的条件。开穴是中医经络理论中的重要环节，能够增强刮痧的效果，提高皮肤的吸收能力。面部刮痧的开穴通常包括以下几个步骤（表9－1）。

表9－1　面部刮痧开穴

开穴步骤	具体操作
1. 均匀涂抹面部精油	在开始刮痧之前，先在面部均匀涂抹一层精油，以起到润滑皮肤、减少摩擦力的作用。这样可以使刮痧板在皮肤上更加顺畅地滑动，减少对皮肤的刺激
2. 轻按面部穴位	使用手指轻轻按压面部的穴位，如印堂、攒竹、鱼腰、丝竹空、睛明、承泣、瞳子髎、太阳、四白、鼻通、迎香、地仓、承浆等。按压时力度适中，以感到微微酸胀为度。每个穴位按压几秒钟，以刺激穴位周围的经络和气血流动
3. 点按面部穴位	在轻按面部穴位的基础上，使用刮痧板的角部或手指的指尖，对面部的穴位进行点按。点按时要用力均匀、深透，以感到穴位有酸胀感为度。每个穴位点按数次，以加强刺激效果

需要注意的是，开穴时要根据个人的肤质和承受能力来调整力度和时间，避免过度刺激皮肤而造成损伤。

6. 刮痧　通过使用刮痧板，沿着面部的经络方向进行刮拭，可以疏通面部经络，调理面部气血，预防皮肤衰老及皱纹的出现。面部美容刮痧一般按经络循行的方向进行。顺着经络的方向刮拭，力度要适中，速度要慢，这样可以起到兴奋肌肉、皮肤、细胞的作用，称为"补法"；如果需要抑制某些部位，可以逆着经络的方向进行刮拭。

（1）面部美容刮痧常用手法

1）刮动法　用刮痧板边缘轻轻刮拭。

2）揉刮法　用刮痧板边缘边揉边刮。

3）抹托法　用刮痧板平面边刮边提托。

4）点扭法　用刮痧板尾部先在穴位上点按再扭动。

（2）刮痧路线　运用面部刮痧动作手法，可调理气血，增强对面部肌肤的濡养和滋润。面部刮痧要遵循面部经络的原则，从左至右，从下至上（表9－2）。

表9-2　刮痧路线

刮痧路线	具体操作
1. 额头区刮痧养护	①从眉心中间向上到发际线，依次向左来到太阳穴，再回到眉心正中间，依次向右来到太阳穴（图9-1a）。重复疏通额头3~5次，可以有效改善抬头纹 ②右手固定右侧额头，用刮痧板沿眉心正中刮至左侧的太阳穴，重复3~5次，可以有效改善眉间的川字纹；而后再做右侧方向，左手固定住左侧额头，用刮痧板沿眉心正中刮至右侧的太阳穴（图9-1b）。重复做3~5次
2. 眼周刮痧养护	①右手向上提拉眼部，左手从左侧眉头，起于攒竹、经鱼腰、丝竹空刮至太阳穴，重复3~5次；而后再做右侧眼周，左手向上提拉眼部，右手从右侧眉头，经攒竹、鱼腰、丝竹空刮至太阳穴（图9-2a）。重复3~5次。注意眼部的皮肤较薄，刮痧手法一定要非常轻柔 ②从左侧内眼角，起于睛明，经承泣、球后、瞳子髎至左侧太阳穴，重复3~5次；而后再做右侧眼周，起于睛明，经承泣、球后、瞳子髎刮至右侧太阳穴（图9-2b），重复3~5次。注意眼部的皮肤较薄，刮痧手法一定要非常轻柔
3. 面中部刮痧养护	①从左侧鼻翼的迎香穴刮向左侧太阳穴，重复3~5次；而后自左侧嘴角地仓穴向上提拉到左侧耳前听会穴，重复3~5次。右侧同样，从鼻翼的迎香穴刮向右侧太阳穴，重复3~5次；而后从右侧嘴角地仓穴向上提拉到右侧耳前听会穴（图9-3a），重复3~5次 ②沿着下颌向左边刮到左侧耳前，经听会穴、听宫穴、耳门穴回到左侧太阳穴，揉按太阳穴，重复3~5次；而后从下颌向右边刮到右侧耳前，经听会穴、听宫穴、耳门穴回到右侧太阳穴，揉按太阳穴（图9-3b），重复3~5次
4. 刮痧结束养护	从发际线正中，向左刮痧至太阳穴，经耳门穴、听宫穴、听会穴、翳风穴、天牖穴、天窗穴、天鼎穴、气舍穴、俞府穴、气户穴到云门穴结束，重复3~5次；然后从发际线正中，向右刮痧至太阳穴，经耳门穴、听宫穴、听会穴、翳风穴、天牖穴、天窗穴、天鼎穴、气舍穴、俞府穴、气户穴到云门穴结束（图9-4），重复3~5次，面部刮痧结束

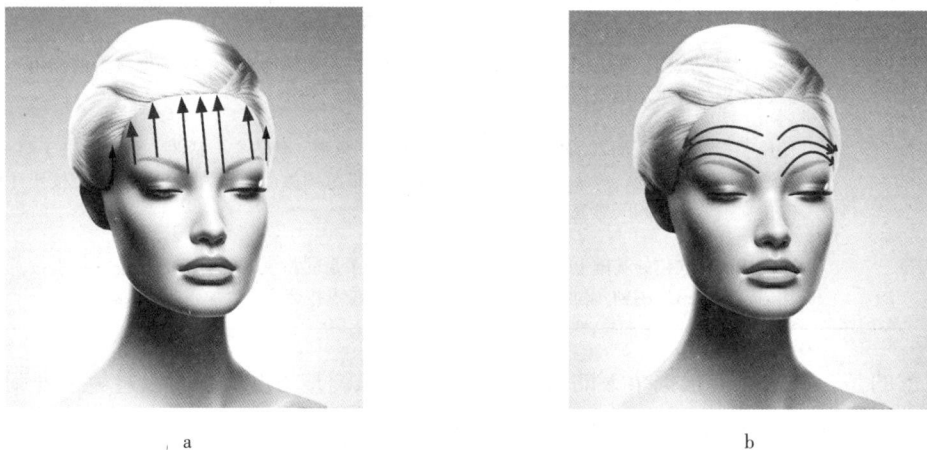

a　　　　　　　　　　　　　　　　　b

图9-1　额头区刮痧养护

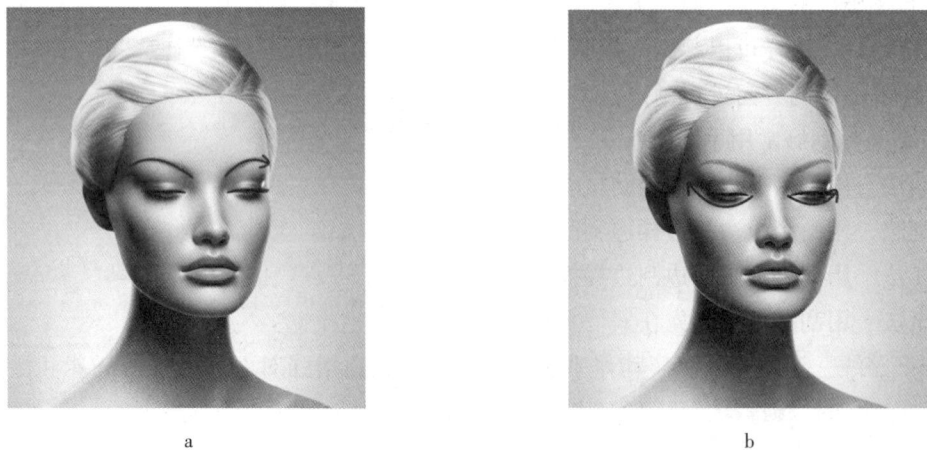

a　　　　　　　　　　　　　　　　　b

图9-2　眼周刮痧养护

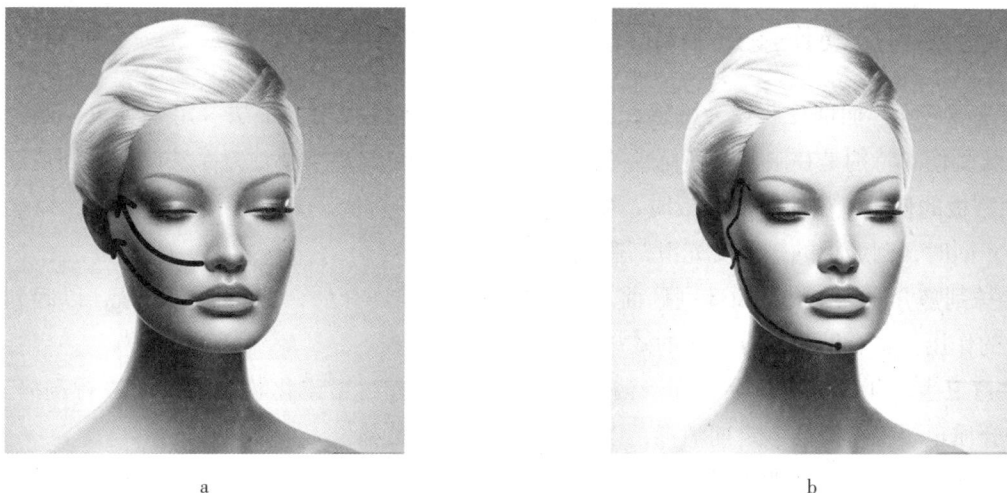

a

b

图9-3　面中部刮痧养护

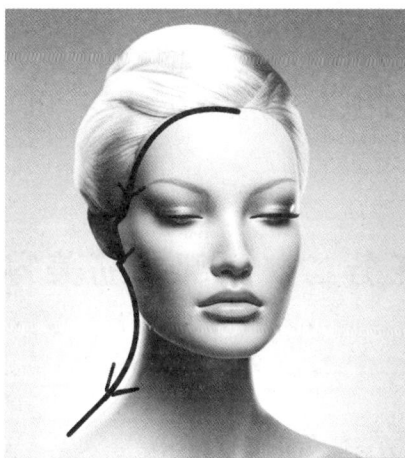

图9-4　刮痧结束养护

7. 手法按摩　在刮痧后，手法按摩是极为重要的一环，它能够帮助肌肤更好地巩固刮痧的效果，并进一步增强美容效果。刮痧后的手法按摩主要有以下几种。

（1）按抚法　通过面部按抚手法进行整体的放松和舒缓，以大面积提拉和按抚为主，可以使用整个掌心及指腹包裹的力量，从眉头开始，交替向上提拉至发际线；用双手掌心从下颌处开始，沿着脸颊向上提升至颧骨，再滑向太阳穴，使肌肤逐渐适应按摩的节奏和力度。

（2）打圈法　打圈法是指用手掌或指腹紧贴皮肤施加压力后画圈，特点是力量均匀、平稳，由里向外，动作有节奏感。对于面部不同部位，打圈的手法也会有所不同。例如对额部、面部等大面积区域，可以使用圈揉的手法，将力度渗入肌肉层，促进面部血液循环和腺体分泌；对于眼部，力度则需要轻柔，可以通过眼部摩圈、走"∞"字以及交剪手等手法来淡化眼部细纹，减轻黑眼圈等问题。

（3）按压手法　按压手法包括掌压和指压（即点穴）。掌压是指双手重叠于额头部位，注意调整呼吸，然后缓慢施加压力，当施加到一定的压力，达到一定的刺激深度时，应稍作停顿，再慢慢减缓压力。指压是指点穴，用指部垂直用力，例如睛明穴、迎香穴等；或仅需要相对用力的穴位，如太阳穴、翳风穴等。这些穴位与面部经络相连，通过按摩能够刺激经络，促进气血流通，从而改善肌肤状态。采用按压手法应遵循由轻到重、由重回轻的原则，按摩手法须具有一定的力度，才能够达到相应的穴位及经络刺激深度，按摩节奏不能过快或过慢，用力应平稳。

最后，以面部按抚手法结束整个按摩过程，使肌肤恢复平静和舒适的状态。

三、面部刮痧操作注意事项

1. 手法要轻柔 面部皮肤较为敏感和脆弱，因此在刮痧过程中，手法一定要轻柔，避免用力过大导致皮肤受伤。特别是在眼角、鱼尾纹等皮肤较薄弱的部位，更需要注意手法的轻柔和适度。

2. 刮痧板的使用 在使用刮痧板时，要注意选择合适的材质，如水牛角、玉石等，以确保其对人体无害。同时，刮痧板的边缘要光滑，避免刮伤皮肤。

3. 涂抹刮痧介质 在进行面部刮痧前，应涂抹适量的刮痧介质，如精油或乳液，以起到润滑和保护皮肤的作用。这有助于提升刮痧的效果、减少皮肤受损。

4. 注意卫生 刮痧前要确保面部清洁，避免在皮肤上有污垢或化妆品残留时进行刮痧。同时，刮痧板和介质也要保持清洁，定期消毒，以避免细菌或病毒传播。

5. 适用和禁忌人群 面部刮痧并非适合所有人群，对于皮肤敏感及有炎症、破损或患有皮肤病的人群，应谨慎或避免进行面部刮痧。此外，妊娠期、哺乳期妇女等特殊人群也应在医师的指导下进行按摩。

6. 刮痧后的护理 刮痧后，面部皮肤可能会出现微红或轻微发热的现象，这是正常的生理反应。此时应避免使用刺激性的化妆品或护肤品，让皮肤自然恢复。如果出现不适或异常情况，应及时就医。

任务二　面部拨筋美容

一、筋结形成原理

筋结的形成与气血瘀滞、经络不通密切相关。在中医理论中，气血是人体生命活动的物质基础，经络则是气血运行的通道。当人体受到负面情绪、不良生活习惯、环境压力等多种因素的影响时，可能导致肝失调达、经络不通、气血瘀滞。这种气血瘀滞会在头部、面部、下颌和颈部等地方形成小结块，即所谓的"筋结"。筋结的形成是经络不通畅、气血凝滞，聚集到局部造成的后果。这些筋结会阻碍气血的正常运行，导致肌肤失去滋养，出现各种问题，如肌肤失去弹性、肤色蜡黄、眼睛无神采等。因此，为了预防和消除筋结，需要注重保持愉悦的心情、养成规律的作息、养成良好的饮食习惯等，以保持气血通畅、经络通顺。同时，也可以通过中医的拨筋美容法，拨弹不通的经络，使气血重新畅达起来，消散筋结，达到养颜美容的目的。

二、拨筋对筋结的影响

拨筋对筋结的影响主要体现在以下几个方面。

1. 消散郁结 拨筋能够直接作用于筋结部位，通过刺激经络和穴位，帮助消散郁结，使气血得以顺畅流通。当气血流通恢复正常时，筋结自然也会逐渐消散，身体的不适感也会得到明显缓解。

2. 改善局部组织的营养供应 由于筋结的存在，周围的肌肉和结缔组织往往处于缺氧、缺血的状态。通过拨筋可以促进气血循环，为这些组织带来更多的营养物质和氧气，有助于其恢复正常的生理功能。

3. 调节神经系统 在拨筋的过程中，患者往往会感到舒适和放松，这有助于缓解顾客紧张情绪，改善睡眠质量。当神经系统得到调节时，身体的自愈能力也会得到增强，从而有助于筋结的消散。

拨筋疗法

　　拨筋疗法是一种古老而神奇的治疗手法，历经数千年的沉淀与发展，仍然保持着旺盛的生命力。这一疗法不仅凝结了中华民族数千年的医学智慧，更是中国传统文化和医学伦理的生动体现。

　　《黄帝内经》《金匮要略》等古代医学经典不仅详细描述了手法调理筋伤的方法和效果，而且蕴含了古人对于人体健康与自然规律深刻的理解和尊重。拨筋疗法作为一种非侵入性的治疗方法，其不开刀、不吃药、疗效快的特点，正是对自然疗法和人体自愈能力深信不疑的体现。拨筋疗法强调通过手法作用于人体，促进微循环系统达到濡养筋经的目的，从而缓解病痛、恢复健康。这一过程不仅体现了医者对于人体构造和生理功能的深刻了解，更体现了对于患者生命的敬畏和关爱。

三、面部拨筋的美容作用

　　1. 有助于恢复肌肤的紧致与弹性　通过深度按摩疏通经络，面部拨筋能够有效拉提肌肤，改善松弛问题。

　　2. 有助于减少细纹和皱纹　细纹和皱纹的出现往往与肌肤的营养不良和气血瘀滞有关。通过拨筋美容法，可以消除长年累积的气血瘀滞，使肌肤恢复正常的养分输送和修复机制。特别是针对额头的细纹和眼部的鱼尾纹，面部拨筋能够明显改善这些肌肤问题，让肌肤更加平滑细腻。

　　3. 有助于改善肌肤的整体状态　通过疏通经络和刺激穴位，面部拨筋能够促进血液循环和新陈代谢，增强肌肤的免疫力，减少肌肤问题的发生。同时，面部拨筋还能够放松紧绷的肌肉，缓解压力，给顾客带来愉悦舒适的感觉。

　　总的来说，面部拨筋是一种非常有效的美容方法，它能够通过按摩和疏通经络的方式，改善肌肤的松弛、细纹和皱纹等问题，让肌肤恢复紧致、平滑和弹性。同时，面部拨筋还能够促进肌肤的整体健康，提升肌肤的光彩和活力。

四、面部拨筋实施流程

　　1. 皮肤类型判断　根据皮肤类型的不同，选择不同的拨筋涂抹介质及护肤产品。

　　2. 准备工作　在开始面部拨筋之前，需要做好充分的准备工作。应遵循正确的操作方法和卫生要求，以确保拨筋过程的安全和有效。这包括准备面部美容拨筋所需的用品和用具，如拨筋棒、护肤品等。确保所有用品清洁和卫生，避免感染。

　　3. 卫生消毒　采用七步洗手法进行手部消毒，同时采用75%的乙醇对使用的拨筋棒及其他器皿、用具进行消毒。

　　4. 洁面卸妆　去除皮肤表面的污垢、油脂和化妆品残留，为拨筋创造一个适宜的面部环境。

　　5. 去角质　去除皮肤表面的老化角质细胞，使皮肤更加光滑细腻，使拨筋棒在皮肤上滑动时更加顺畅，提高拨筋的效果。

　　6. 开穴　均匀涂抹面部精油后，使用手指及拨筋棒轻轻按压面部穴位，如印堂、攒竹、鱼腰、丝竹空、睛明、承泣、瞳子髎、太阳穴、四白、鼻通、迎香、地仓、承浆等，每个穴位按压几秒钟，以刺激穴位周围的经络和气血流动，提升拨筋效果。

　　7. 拨筋

　　（1）拨筋手法

　　1）圆拨　用牛角在穴位上做圆圈状按摩，或顺着经络走向做螺旋状按摩。

　　2）横拨　用牛角在穴位与穴位间，或在某一段经络上，做闪电状的按摩。

3）划拨　用牛角在穴位与穴位间，或在某一段经络上，做深层的来回划动。

4）点拨　用牛角在穴位上做深层的按压。

5）深挑　当深层肌肉组织出现固体化，或经络里形成气阻、筋结时，须用牛角做深压、挑动。手法有点像画一个逗号的感觉，先定点下压，默数几秒，再往侧边挑出，如此重复数次。

（2）拨筋路线　见表9－3。

表9－3　拨筋路线及具体操作

拨筋路线	具体操作
1. 额头拨筋	分别由额头督脉横拨至发际，由额头膀胱经横拨至发际，由额头胆经横拨至发际（图9－5），各重复3次
2. 眼周拨筋	①沿眉毛内侧，采用往后圆拨的手法，起于眉头处的攒竹穴，经眉毛中段的鱼腰穴，直至眼尾附近的丝竹空穴，经丝竹空穴后，可继续圆拨至太阳穴一带（图9－6a） ②顺着下眼眶的边缘和弧度，起于睛明穴，止于瞳子髎穴，由前往后圆拨（图9－6b）
3. 面中部拨筋	①沿面部鼻侧的鼻泪管，由上往下做横拨（图9－7a） ②沿着颧骨下缘圆拨至耳前部位（图9－7b） ③从迎香穴开始，经颧髎穴至听宫穴向后做圆拨（图9－7c） ④从地仓穴开始，以圆拨的方式，加强拨筋至听会穴（图9－7d） ⑤沿着唇部周围，由唇中央往外侧做画圈按摩。先画小圈，再画大圈，促进唇周气血循环（图9－7e） ⑥从承浆穴开始，以圆拨的手法拨筋至大迎穴，再往上方圆拨至耳后的翳风穴（图9－7f）
4. 下颌拨筋	脸颊两侧，以画圈的方式，从下颌到翳风穴做圆拨，先画小圈，再画大圈（图9－8）
5. 颈部拨筋	以横拨方式，对颈侧的胸锁乳突肌进行拨筋。经过天容穴和天窗穴时，加强按摩（图9－9）

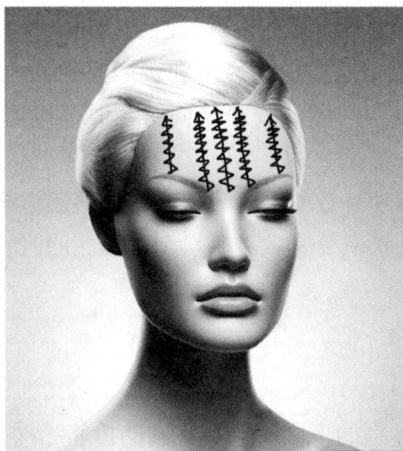

图9－5　额头拨筋

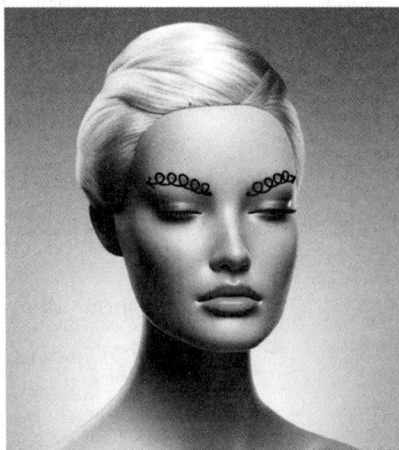

a

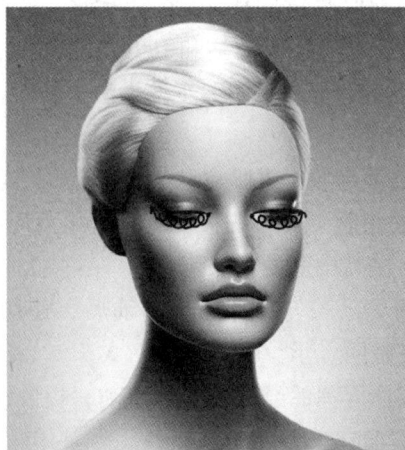

b

图9－6　眼周拨筋

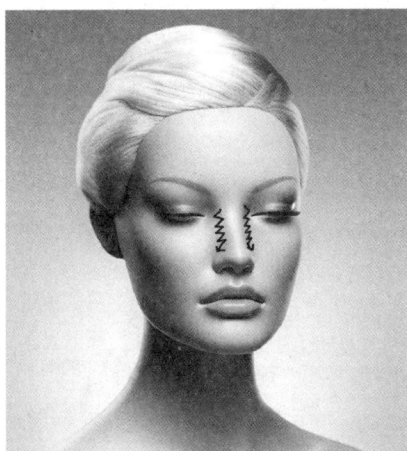

a

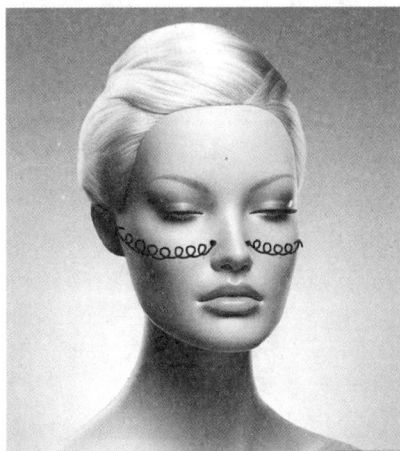

b

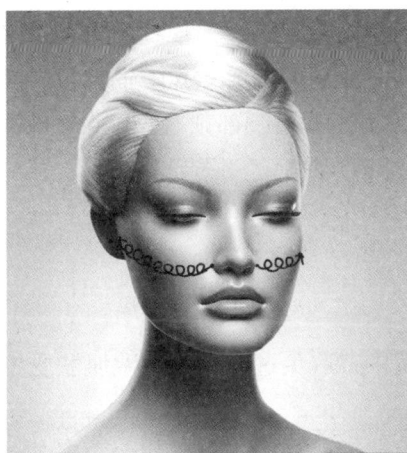

c

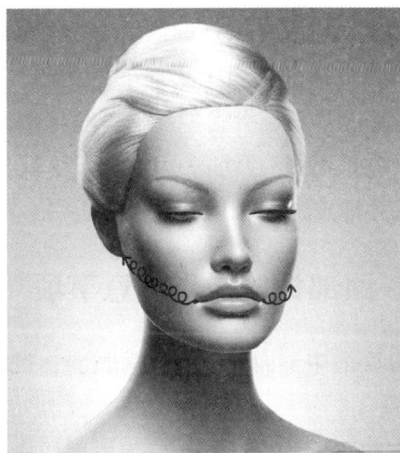

d

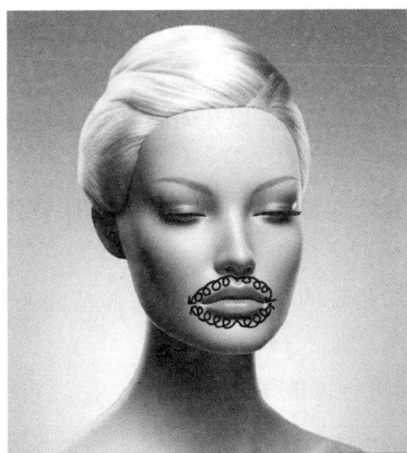

e

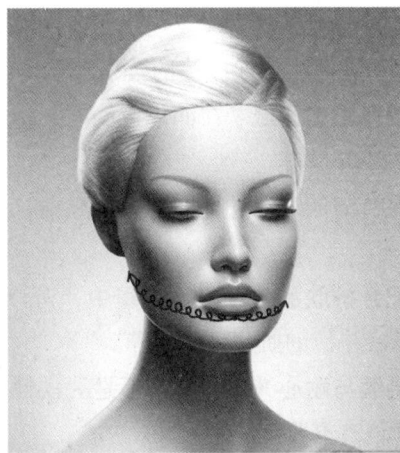

f

图 9 - 7　面中部拨筋

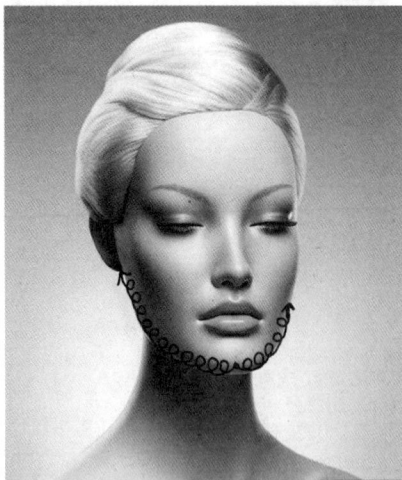

图 9-8　下颌拨筋

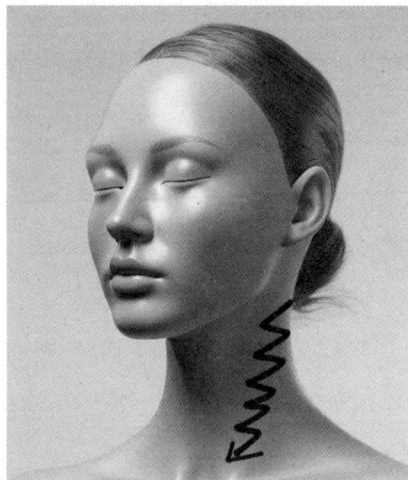

图 9-9　颈部拨筋

8. 顺气　顺气是拨筋的最后一个步骤，目的是在气血活络之后，以手部推揉的方式，帮助身体把"气"带往体外，加速"气"的排出。以头部、面部的拨筋来说，不管重点拨筋部位在哪里，最后的顺气是以手掌、指腹把气从拨筋部位往耳朵方向带，再从耳后顺着颈部到肩部，在肩部末端把气排出。下颌、颈部的拨筋，因为位置更低，顺气时记得带往耳后，然后经过颈部、肩部，从身体侧边的腋下下方带出。

五、面部拨筋操作注意事项

1. 力度适中　面部肌肤较为脆弱，拨筋时力度一定要适中，避免过度用力导致肌肤受损或产生疼痛感。

2. 方向正确　拨筋方向应与面部肌肉的走向相垂直，以达到最佳效果。拨筋方向不正确可能会导致肌肉扭曲或产生不适感。

3. 使用专业工具　建议使用专业的拨筋工具进行操作，如拨筋棒或指腹。这些工具能够更好地控制力度和方向，确保拨筋的效果和安全性。

4. 避开敏感区域　在面部拨筋时，应避开眼睛、嘴唇等敏感区域，以免对这些区域造成不必要的刺激或损伤。

5. 保持清洁　在进行面部拨筋之前，要确保面部肌肤的清洁，以免拨筋过程中油脂或污垢影响效果。

6. 配合护肤品　在拨筋过程中，可以配合使用适合面部肌肤的护肤品，如面部精油或按摩膏，以减少摩擦并帮助肌肤吸收营养。

7. 持续与耐心　面部拨筋不是一次性的过程，需要持续进行才能看到明显的效果。同时要保持耐心和恒心，不要急于求成。

8. 个体差异　每个人的面部肌肤状况和承受能力都不同，因此在进行面部拨筋时要根据顾客的实际情况进行调整，避免盲目跟风或过度追求效果。

9. 补充水分　拨筋后需要大量补充水分，以利排毒。补充水分时喝温热开水，避开冰冷饮品。

任务三　眼部美容

一、眼部生理结构及特点

1. 眼部的生理结构　眼睑分为上眼睑、下眼睑，由外至内分为 6 层：皮肤、皮下组织、肌层、肌下组织、睑板、睑结膜。眼睑的主要功能是保护眼球，通过瞬目运动使泪液润湿眼球表面，从而保持角膜光泽、清除结膜囊灰尘及细菌。

2. 眼部的特点　眼睑皮肤较薄，对外界刺激较敏感。皮下结缔组织薄而松弛，弹性差，易发生水肿。眼部基层薄而娇嫩，脂肪组织少，眼部每天开合次数达 1 万次以上，故易发生肌肉紧张、弹性降低，出现眼袋、松弛和皱纹等现象。眼部周围皮肤皮脂腺和汗腺少，水分易蒸发，皮肤易出现干燥、衰老。

二、常见眼部问题及养护方法

黑眼圈、眼部皱纹和眼袋是眼部常见的皮肤问题，也是眼部养护的重点。

（一）黑眼圈

黑眼圈是一种较常见的眼部问题，是由于经常熬夜，情绪不稳定，眼部疲劳、衰老，眼部静脉血流速度过于缓慢，二氧化碳及代谢废物积累过多，红细胞供氧不足，形成慢性缺氧，使眼周形成青蓝色或深褐色的阴影及色素沉着。黑眼圈常给人一种神情憔悴、双目无神、精神疲倦的感觉，影响美观。

1. 黑眼圈形成的原因

（1）眼部血液循环不良　如过度疲劳、睡眠不足等。眼睑由于得不到休息，长时间处于紧张收缩状态，使该部位的血流量长时间增加，引起眼部皮下组织血管充盈，局部淤血，形成黑眼圈。

（2）肾气亏虚　中医认为肾气亏损，使两眼缺少肾精的滋润。黑色为肾之主色，肾气不足使黑色浮于上，因此眼圈发黑。如肾病、房事过劳等。

（3）体虚多病、各种慢性消耗性疾病　如肝病、结核病、哮喘及微循环障碍等。

（4）月经不调　多见于未婚女性，如功能性子宫出血、原发性痛经、经期过长、经量过多等，均易出现黑眼圈。

（5）其他　化妆品（彩妆）使用不当、卸妆不彻底、长期从事电脑及网络工作的人群等易导致黑眼圈。

2. 黑眼圈的专业养护

（1）眼部清洁。

（2）离子喷雾。

（3）导入眼部精华液。

（4）用眼部精华或啫喱按摩眼轮匝肌及周围的穴位。辅助下肢推拿足阳明胃经，点按足三里、三阴交穴。

（5）敷眼膜。

（6）清洁面部，眼部涂眼霜，其他部位涂面霜。

3. 黑眼圈的预防及日常养护

（1）多吃富含蛋白质、氨基酸及矿物质等的食物，如蛋类、瘦肉、豆制品及新鲜的蔬菜、水果等，以及富含维生素 A 和维生素 B_2 的食物，对消除黑眼圈有一定的功效。

（2）保持精神愉快，生活有规律，节制烟、酒，保证充足的睡眠，促使气血旺盛，加强身体锻炼，促进血液循环，加速新陈代谢。这样，黑眼圈自然会减轻或消除。

（3）"对症下药"：咨询医生，找出病因，及时治疗有关疾病，有助于消除黑眼圈。

（4）保持眼部皮肤的滋润与营养供应：涂含油分、水分充足的眼霜和润肤霜，加强眼部按摩，改善局部血液循环状态、减少淤血滞留，可预防、减轻或消除黑眼圈。

（二）眼部皱纹

1. 眼部皱纹形成的原因

（1）年龄因素　由于年龄的增长，皮肤出现衰老、松弛，胶原纤维和弹性纤维断裂，形成眼部皱纹。

（2）生活习惯　精神紧张、经常熬夜、吸烟、消瘦、洗脸时水温过高，均会导致眼部皱纹的产生。

（3）环境因素　紫外线照射、环境温度过低或过高，导致眼部弹性纤维断裂，从而产生皱纹。

（4）表情因素　长期夸张的面部表情会加深眼部皱纹。

2. 眼部皱纹专业养护

（1）清洁眼部周围皮肤。

（2）均匀涂抹精华液，奥桑喷雾。

（3）按摩眼周，并用按抚手法舒缓眼部皮肤。

（4）进行眼角提升按摩。

（5）敷眼膜。

（6）清洗眼部，涂抹眼霜。

3. 眼部皱纹的日常养护

（1）平时多喝水，睡前避免大量饮水。

（2）睡眠充足，切忌熬夜。

（3）保持乐观情绪，及时治疗疾病，尤其是内分泌紊乱。

（4）避免阳光直接照射，勿养成眯、眨、挤、揉眼睛的不良习惯。

（5）经常按摩眼部或做眼部保健操。

（6）多吃营养丰富的食物。

（三）眼袋

眼袋是由于眶内脂肪堆积或下眼睑支持结构薄弱，使原本的平衡改变，眶内脂肪向前膨出而形成的袋状眼睑畸形，常见于下眼睑，是最容易显示眼部老态的一种老化现象。多见于 40 岁以上中老年人，男女均可发生，常伴有下眼睑皮肤松弛。部分年轻人也可发生，多与家族遗传有关。

1. 眼袋分类与形成原因

（1）暂时性眼袋　因用眼过度、肾病、月经不调、睡眠不足等导致血液、淋巴液循环功能减退，造成暂时性体液堆积，形成眼袋。如果未及时治疗，日积月累会形成永久性眼袋。

（2）永久性眼袋　由于年龄增大，眼睑皮肤松弛，皮下组织萎缩，眼轮匝肌和眶隔膜张力降低，出现脂肪堆积所致。有家族遗传史者，青少年时期即可出现眼袋，且随年龄增长越发明显。永久性眼袋一旦形成，只有通过整容手术去除。

2. 暂时性眼袋的专业养护

（1）面部清洁。

（2）眼部按摩时要在眼部涂擦眼霜使皮肤保持柔润顺滑，减少摩擦。

（3）按摩眼睛周围的穴位。

（4）按摩眼轮匝肌。

（5）轻叩眼袋部位。

（6）推拿下肢足阳明胃经，点按足三里、三阴交穴。

3. 眼袋的预防和日常养护

（1）睡前少喝水，并将枕头适当抬高，使容易堆积在眼睑部的水分通过血液循环疏散。

（2）补充营养物质，多吃胡萝卜、蕃茄、马铃薯、动物肝脏、豆类等富含维生素 A 和维生素 B_2 的食物，均衡体内的营养结构。

（3）情绪乐观，保证充足的睡眠和休息，忌熬夜，生活有规律，增强锻炼，促进血液循环，加速新陈代谢。

（4）定期做眼袋专业护理，每晚可做眼部护理，如冷毛巾湿敷，坚持做眼保健操，化妆时尽量不要揉擦眼睛。经常做眼睑部按摩，通过肌肉的运动来促进血液循环。

（5）劳逸结合，减少疲劳。

4. 注意事项

（1）注意选择眼部按摩精华液或啫喱，切忌用劣质眼霜或啫喱。

（2）眼部按摩动作轻柔，严格按皮肤纹理和眼肌走向按摩，超声导入时注意保护眼睛。

三、眼部专业养护

（一）眼部专业养护操作流程

1. 准备工作　美容师准备用品及用具，包括毛巾 3 条，洗面巾 2 块，75% 乙醇棉球、卸妆水、洁面乳、润肤水、眼部按摩膏、眼部护理精华液、眼膜、眼霜、润肤霜等。

2. 消毒　用 75% 乙醇对操作者双手进行消毒。

3. 面部清洁　用眼部清洁剂清洁眼部皮肤。

4. 开穴　双手掌根轻搭在额头上，中指指腹依次点按眼周穴位：睛明、攒竹、鱼腰、丝竹空、瞳子髎、太阳、承泣、四白、阳白、印堂。

5. 眼部按摩　眼部按摩以提升、去皱和按抚手法为主，时间一般为 10 ~ 15 分钟。

（1）打圈按摩　以左眼按摩为例，左手中指与食指指腹轻提住眼角皮肤，右手中指与食指蘸取少量眼部精油或精华液，由内眼角沿下眼睑向外眼角打小圈按摩，小圈方向向上向外（图 9 - 10）。

（2）剪刀手提升　以左眼为例，左、右手指绷直，中指、食指分开呈剪刀状，以内眼角为起点，中指、食指分别向左拉抹上、下眼睑至外眼角处，两手指并拢向上向外提拉。左、右手交替进行（图 9 - 11）。

（3）眼部按抚

1）张开手掌，两拇指交叉，将双手架起位于额头上部，用食指、中指指腹由内眼角沿下眼睑扫散至太阳穴，并向上向内轻拂过上眼睑，再沿内眼角至下眼睑（图 9 - 12a），如此重复 2 ~ 3 次。

2）双手快速摩擦生热，手指并拢呈虚掌，掌根轻搭在眉弓处，虚掌扣住整个眼部，保持 3 ~ 5 秒，如此重复 2 ~ 3 次。利用手的热度改善眼部血液循环，解除眼部疲劳。操作时手指不可压迫鼻唇部（图 9 - 12b）。

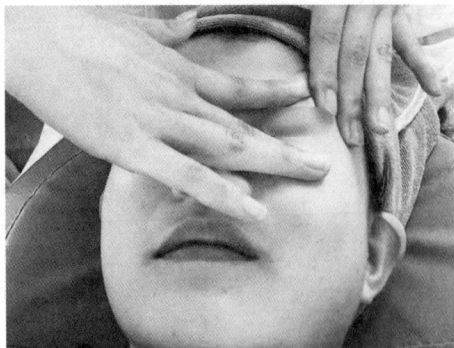

图9-10　打圈按摩

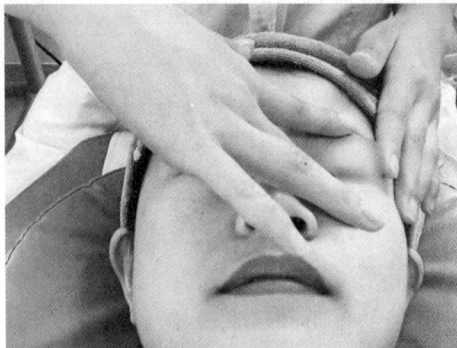

图9-11　剪刀手提升

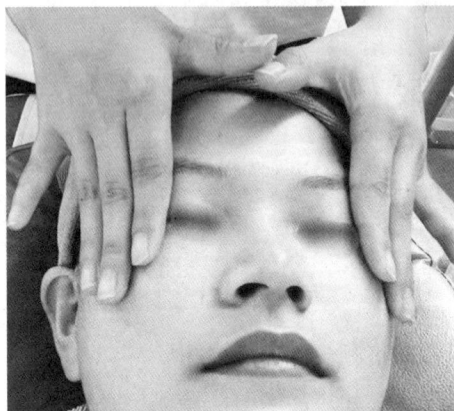

a

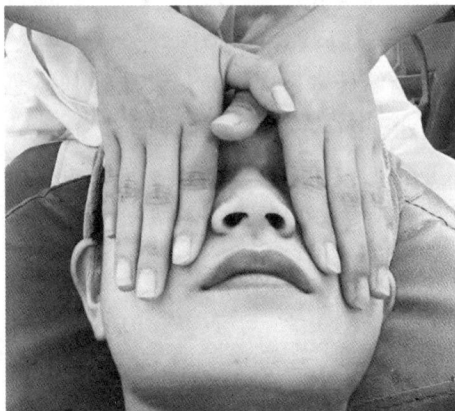

b

图9-12　眼部按抚

6. 眼部排毒

（1）在眼部涂抹少量精油。

（2）剪刀手眼睑排毒：操作手法与眼部按摩中的剪刀手按抚基本相同，但至外眼角处，一手应保持住，当另一手点按眼部穴位（睛明、攒竹、鱼腰、丝竹空、瞳子髎和承泣）后，从下眼睑画圈按摩回来时，方可交替。交替时不可回手，保持皮肤不放松（图9-13）。

（3）两手交替操作5次左右时，推至外眼角处，一手沿颌下淋巴结、耳后淋巴结、颈部淋巴结、锁骨上淋巴结推至腋窝淋巴结（图9-14）。

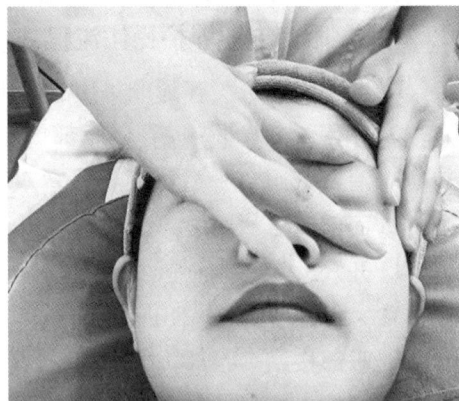

图9-13　剪刀手眼睑排毒

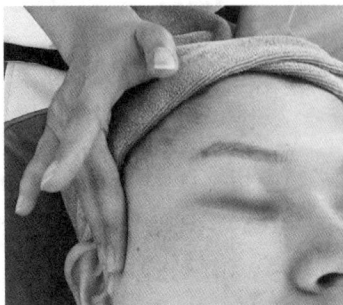

a

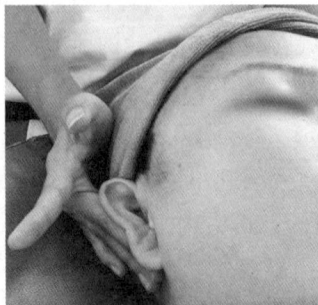

b

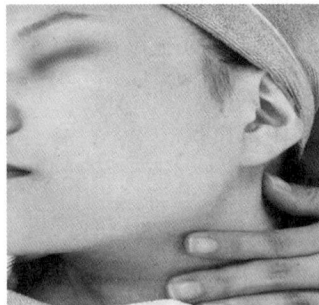

c

图9-14　眼部排毒循行路线

（4）每侧眼睛操作 5～8 次。

7. 敷眼膜　见图 9－15。10～15 分钟。

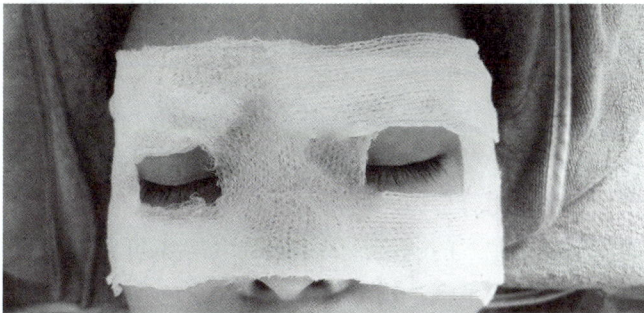

图 9－15　敷眼膜

8. 涂眼霜、润肤霜　为顾客涂抹适量眼霜和润肤霜。

（二）眼部养护注意事项

1. 按摩要轻柔，切勿过分扯拉眼部皮肤，防止出现皮肤松弛、皱纹。

2. 同一手法，左眼与右眼操作次数要相同。

3. 眼部排毒时，手指不可放松，应按顺序直至一次排毒路线走完。手法不应过重，不可过分刺激淋巴结。

4. 有过敏、湿疹、创伤等皮肤问题，有发热、肝肾功能不全、恶性肿瘤等疾病患者禁止进行眼部排毒。

四、眼部日常养护

目前，人们在生活和工作中过多接触电子产品，除了睡眠时间，日常眼部保养有所忽视，会引起很多眼部问题，如眼部充血、近视等。眼部保养不好也会使整个面部呈现衰老状态，所以，日常生活中也要注重眼部的保养。常见的保养方式有以下几种。

1. 适度饮水　可以保持皮肤水分充足，减轻细纹、眼袋、黑眼圈及眼睛浮肿的现象。

2. 保持充足睡眠　可以舒缓眼部疲劳。

3. 经常眨眼或远眺　可以让眼睛得到充分休息和舒缓眼部压力。

4. 营养均衡　可适当多食用富含胶原蛋白和维生素 A 的食物，如牛奶、核桃、胡萝卜、鸡蛋、鱼、动物肝脏等。

5. 做眼保健操　通过自我按摩眼部周围的穴位和皮肤、肌肉，增加眼部的血液循环，消除眼球过度充血。

6. 热毛巾敷眼　热敷可以促进眼部血液循环，改善眼部不适症状。

7. 眼膜保养　可用眼贴膜来改善眼部问题。

8. 不用力拉扯眼部肌肤　出现眼部疲劳现象时不要狠揉眼部；女性护理和化妆、卸妆过程中动作要轻柔，以减轻眼部肌纤维的损伤。

任务四　唇部美容

一、唇部生理结构及特点

唇部的皮肤有丰富的汗腺、皮脂腺和毛囊，好发疖肿。唇部肌主要是口轮匝肌，位于皮肤和黏膜之间，口轮匝肌为环状肌肉，具有内、外两层纤维。黏膜位于唇内面，黏膜下有许多黏膜腺。黏膜向外延伸形成唇红，唇红部上皮较薄，易受损伤，此处有皮脂腺，无小汗腺和毛发。唇红部表面是纵行细密的皱纹。唇红与皮肤交界处为唇红线，形态呈弓形，也被称为唇弓。唇部感觉由眶下神经和颏神经支配，唇部肌肉运动由面神经支配。

二、唇部问题的成因

1. 日常唇部护理不当 长期使用着色力强的持久性粉质唇膏，经常舔唇、咬唇。

2. 营养因素 各种原因造成维生素的缺乏，如缺乏维生素 B_2 可导致慢性唇炎。

3. 身体因素 身体不健康，气血不畅，唇部易干燥、无血色。

4. 感染和损伤 不慎感染细菌、病毒等可使口唇出现水疱、糜烂等。

5. 环境因素 干燥的环境使唇部黏膜变得干燥，长期日光照射也可使唇部干燥、起皮。

6. 药物因素 一些患者对药物过敏可引起药物性唇炎，抗组胺药、感冒药、利尿剂等会使唇部黏膜变得干燥。

三、唇部养护操作流程

1. 准备工作 准备唇部护理所需的用品和用具，如洗面盆、小方巾、棉片、唇部护理用品等。确保所有用品清洁和卫生，避免感染。

2. 消毒 采用七步洗手法进行手部消毒，同时采用75%乙醇对器皿、用具进行消毒。

3. 清洁 先进行全脸清洁，再进行唇部清洁。若唇部涂有唇膏要认真卸妆，用浸湿卸妆液的棉片或棉签进行唇部卸妆，将唇部分为四个区，分别从嘴角往中间擦拭，分区清除唇膏。

4. 去角质 选用适合唇部的去角质产品，每月做1次，若唇部受伤则不可再进行去角质。

5. 敷唇 热毛巾敷在唇部3~5分钟。

6. 按摩 用唇部按摩膏或唇部保养液进行按摩，双手四指托住下颌，大拇指以画圈方式按摩上下唇，重复数次，可减少或消除唇部横向皱纹，注意按摩动作轻柔，最后轻拍嘴角，可减轻嘴角纹。

7. 敷唇膜 在唇部及唇周，敷唇膜15分钟。

8. 清洗 取下唇膜并清洁唇部。

9. 基本保养 唇部涂保湿精华液或营养油，供给唇部营养，使唇部更加柔润和健康。

四、唇部日常养护

1. 保持唇部湿润 定期涂抹润唇膏，以保持唇部湿润。选择含有天然滋润成分的润唇膏，避免使用含有刺激性成分的产品。

2. 多喝水 保证充足的水分摄入，有助于改善唇部干燥现象。

3. 补充维生素 多吃富含维生素B、维生素C、维生素E的食物，如蕃茄、西瓜、梨等，有助于改善唇部健康状况。

4. 避免舔唇 舔唇会越舔越干，反而加重唇部干燥现象。应尽量避免舔唇，保持唇部清洁。

5. 减少对唇部的刺激 夏天注意唇部的防晒，可用含有防晒成分的护唇膏。

6. 做唇操 在唇部涂上精华素后，依次做"啊""哎""喔""衣""乌"的唇部动作，持续5分钟，保持唇部皮肤的弹性。

目标检测

答案解析

单项选择题

1. 面部刮痧的主要作用不包括（　　）

    A. 促进面部血液循环　　　　　　B. 去除面部皱纹

    C. 提升肌肤弹性　　　　　　　　D. 加速新陈代谢

2. 在进行面部美容刮痧操作时，需要注意的关键点是（　　）

    A. 使用尖锐的器具进行刮拭

    B. 力度越大，效果越好

    C. 保持刮痧板与面部肌肤的适合角度

    D. 频繁更换刮痧板

3. 关于面部拨筋美容后的皮肤护理，描述正确的是（　　）

    A. 立即化妆　　　　　　　　　　B. 避免阳光直射

    C. 用热水洗脸　　　　　　　　　D. 无需特殊护理

4. 面部拨筋美容后，皮肤可能出现的反应中属于正常反应的是（　　）

    A. 红肿疼痛　　　　　　　　　　B. 轻微发热

    C. 皮肤破损　　　　　　　　　　D. 色素沉着

5. 有眼袋家族遗传史的人，随着年龄的增长，眼袋会（　　）

    A. 逐步消失　　　　　　　　　　B. 慢慢减轻

    C. 渐渐加重　　　　　　　　　　D. 无变化

6. 当眼睛干涩时，应适当补充含有（　　）的食物

    A. 维生素 B 和必需脂肪酸

    B. 维生素 C 和必需脂肪酸

    C. 维生素 A 和必需脂肪酸

    D. 维生素 D 和必需脂肪酸

7. 黑眼圈是指在眼周形成的（　　）

    A. 皮肤浮肿状况　　　　　　　　B. 深褐色斑片

    C. 黑色阴影　　　　　　　　　　D. 结缔组织疏松状况

8. 下列现象中，属于肝肾阴虚或脾虚的是（　　）

    A. 鱼尾纹　　　　　　　　　　　B. 黑眼圈

    C. 眼袋　　　　　　　　　　　　D. 眼部浮肿

（杜明明　沈小敬）

书网融合……

重点小结　　　　　　习题

项目十 美体项目

学习目标

知识目标：通过本项目的学习，应能掌握胸部保养、按摩减肥的方法，芳香疗法的益处；熟悉胸部保养、按摩减肥的操作流程，常用护肤精油的功效和芳香按摩操作流程；了解胸部保养及按摩减肥的穴位应用，芳香精油按摩处方。

技能目标：能运用所学胸部保养、减肥知识对顾客进行基本的美体操作与引导；能运用所学芳香疗法，根据客户的健康状况和需求，制定个性化芳香疗法方案。

素质目标：通过本项目的学习，具有正确的审美观和保护顾客隐私的意识。

情境导入

情境：雯雯在青春发育期由于营养不良，胸部发育不成熟，相较于其他女生胸部扁平，工作后，看到其他女同事胸部丰满，感到很自卑，便到美容院寻求帮助。

思考：作为一名美容师，如何帮助雯雯改善胸部扁平的问题？

任务一　胸部保养

随着医疗技术水平和人们养生意识的提高，胸部保健养生不再是让人羞于启齿的事情。健胸对于女性来说至关重要，不仅有助于维护乳房健康、预防乳腺疾病，还可以提升自信心和生活质量。因此，女性可采取正确的胸部保养方法和措施，从而更好地维护胸部健康和美丽。

一、胸部保养的目的和常用的胸部保养方法

（一）胸部保养的目的

1. 胸部保养可以促进胸部的血液循环，有助于防止胸部下垂，让胸部看起来更加饱满和漂亮。

2. 通过胸部保养，可以增强个人的自信心，因为乳房如果出现下垂或松弛，可能会对外在形象造成不良影响。

3. 胸部保养有助于维持胸部的健康状态，预防乳腺疾病等问题。

（二）常用的胸部保养方法

1. 饮食调理　多吃蛋白质丰富的食物，如鱼肉、猪瘦肉、虾类等，同时尽量减少或避免摄入辛辣、刺激性食物。合理膳食对于胸部的健康至关重要，可以减少乳房所受到的不良刺激，防止雌激素过量引起乳腺增生。

2. 运动调理　适当运动是保养胸部的重要手段。比如经常练习扩胸运动、游泳或瑜伽等，可以通过拉伸的方式保养乳房，有效防止乳房下垂。运动不仅可以增强体质，还可以促进体内各种激素的

协同作用，有助于维护乳房健康。

3. 按摩养护　美体师通过专业的胸部按摩手法，或借助丰胸仪和丰胸产品，使顾客达到丰满胸部的目的。

4. 穿着合适的内衣　内衣的选择对于胸部保养至关重要。不合适的内衣不仅影响胸型，还可能危害乳房健康。因此，应根据自身实际情况选择合适型号的内衣，最好选择柔软、透气的棉质内衣。

5. 生活习惯　保持良好的作息，保证充足的睡眠，避免熬夜。同时，情绪方面需要放松，避免经常动怒、焦虑等，以防因内分泌失调而影响乳房健康。

需要注意的是，胸部保养是一个持续的过程，需要长期坚持。同时，每个人的身体状况和需求不同，因此在选择保养方法时应根据自身实际情况进行选择，避免盲目跟风或过度追求效果。此外，每年去医院做一次乳房检查也是非常重要的，以便及时发现并处理异常情况。

二、胸部保养按摩手法

（一）胸部按摩的目的

1. 利用按摩使已经衰老、下垂或形态不够理想的乳房挺拔、丰满。

2. 通过按摩，强健胸肌。

3. 增加女士美感，最终达到美体效果。

（二）胸部常用按摩穴位

1. 膻中穴　前正中线上，平第4肋间，两乳头连线的中点。功效：主治胸部和腹部疾病，调节乳腺功能，治疗呼吸系统疾病，安神定惊，降逆止呕，通乳。

2. 期门穴　乳头直下，第6肋间隙，正中线旁开4寸。功效：健脾疏肝，理气活血。

3. 乳根穴　乳头直下，第5肋间隙，正中线旁开4寸。功效：通乳化瘀，宣肺利气，降逆定喘，消痈催乳，燥化脾湿。

4. 鹰窗穴　乳头直下，第3肋间隙，正中线旁开4寸。功效：止咳平喘、清热利湿以及治疗胸肺和乳腺相关病症。

5. 屋翳穴　乳头直下，第2肋间隙，正中线旁开4寸。功效：止咳化痰、消痈止痛、提高免疫功能等，对于呼吸系统疾病、乳腺疾病等多种病症有显著的治疗效果。

6. 天池穴　乳头外旁开1寸。功效：散热降浊、宽胸理气、活血通络、止咳安神等，对于心肺病症、乳房疾患等多种病症有很好的治疗效果。

（三）常用专业美胸按摩步骤及手法

1. 专业美胸前的准备　准备相关的仪器及用品，美体师清洗消毒双手。

2. 步骤

（1）测量胸围及乳头至胸骨中线的距离、乳头至锁骨垂直距离。

（2）清洁胸部皮肤。

（3）去除胸部皮肤角质。

（4）涂抹美胸产品，做胸部按摩。

（5）导入美胸精华液。

（6）使用美胸仪护理10~15分钟。

（7）涂抹胸膜。

（8）卸胸膜。

（9）涂抹美胸霜。

3. 常用胸部按摩手法及步骤

（1）热敷胸部。

（2）展油：双手竖位，四指并拢，指尖向前，全掌着力，沿双乳内侧向下推至乳房下缘，以指尖为轴向外侧旋转90°后推至乳房外侧，再向内向上用力提托双乳，拉至颈部两侧锁骨处。反复操作数次。

（3）双手四指并拢，拇指与食指分开呈 V 形，由乳房外下侧推向内上侧。反复操作数次。

（4）双手四指张开，由双乳内侧开始，经乳房下缘螺旋绕至乳房外侧，力度下弱上强，再经乳房上缘收回，反复操作数次。

（5）双手横位，四指并拢，交替先由乳房下缘向上提托，再由外侧向内侧提托。反复操作数次。做完一侧，再做另一侧。

（6）双手四指在乳房下缘外侧交替轮指，向上向内弹拍乳房。反复数次。另一侧相同。

（7）双手竖位，四指并拢，指尖向前，全掌着力，沿双乳内侧向下推至乳房下缘，以指尖为轴向外侧旋转90°后推至乳房外侧，再向内向上用力提托双乳，拉至颈部两侧锁骨处，双手沿肩膀推开，经颈部后侧拉至发际线。反复操作数次后结束。

4. 美胸仪器的功能及使用

（1）功能　增强乳房结缔组织，改善乳房发育不良状态。刺激胸肌纤维细胞活动，使乳房坚实而有弹性。

（2）操作步骤　用75%乙醇棉球擦拭健胸罩杯后，将罩杯同时罩在两侧乳房上，罩杯边缘无缝隙；按下开关，调整吸力由弱至强。首次操作时吸力强度要弱，循序渐进，根据顾客的耐受程度和皮肤状况可逐渐加强；健胸时间为 10～15 分钟，然后清洁胸部。每日 1 次，10 次为一疗程。

（3）操作注意事项　吸力强度要由弱至强，皮肤细嫩，松弛者吸力弱些，对皮肤弹性好的顾客则吸力可适当强些；吸放频率要适度，避免过快或过慢；有皮肤病或皮肤溃疡者禁止做健胸仪护理；健胸时间每次最长不超过 15 分钟，如需继续使用，要间隔 10 分钟。

（四）按摩疗程

1. 每星期不少于 3 次，10 次为一个疗程，5 个疗程。

2. 第一疗程必须每天做，或每周不少于 5 次。

三、胸部保养按摩注意事项

1. 按摩时间　单边胸部每次按摩的时间不宜过长，一般建议控制在 10～15 分钟，避免时间过长导致乳房皮肤受损或乳房胀痛。

2. 按摩力度　要视顾客的承受力而定。一般情况下两侧乳房按摩时的力度应当相等，力度要适中，避免用力过猛。建议使用指腹或掌心，以柔和的方式进行按摩，从乳房的外侧向内侧进行轻轻揉动，有助于促进淋巴的流动。

3. 按摩部位　做健胸按摩时手法以刺激乳房、促进血液循环为主，按摩以乳房上方胸大肌为主，向双乳内上方按摩时用力要实，要到位。按摩时避开乳头、乳晕等，以免引起不适。同时，乳房内有较多细小的乳腺，应避免过度用力挤压，以防止引起乳房不适。

4. 按摩侧重点　若顾客两侧乳房大小不一样，应侧重小乳房一侧按摩。

5. 保暖　在进行胸部按摩时，确保环境温暖舒适，以避免乳房受凉。可以在按摩前使用温水或热敷的方式帮助放松肌肉，增加按摩的舒适度。

6. 避免刺激　按摩胸部时应选用专用按摩产品，如专为胸部调配的按摩油、橄榄油及其他专用产品。此外，还需注意避免使用刺激性的洗护用品，以免导致乳房皮肤受损或乳房感染。

7. 特殊时期　在月经期间，女性的乳房较为敏感，此时最好避免进行胸部按摩，以免加重不适感。妊娠期和哺乳期的女性在进行胸部按摩时需要格外小心，妊娠期最好避免刺激性过高的按摩，而哺乳期间可以选择在喂奶后进行轻柔的按摩，有助于促进乳汁排出。

任务二　按摩减肥

肥胖会增加患多种疾病的风险，如心血管疾病、糖尿病、高血压、高血脂等。同时，肥胖会导致身体活动能力受限，影响日常生活，也可能引发自卑、焦虑等心理问题。通过减肥，可以降低这些疾病的风险，改善健康状况，提高生活质量。

一、肥胖的评估

肥胖是一种病态，医学上对肥胖的评估有一定的标准。美容行业通常用标准体重和肥胖度来评估超重的人，以便于协助顾客做好体重管理。

（一）标准体重

1. 常用的标准体重计算方法　以下公式中，身高的单位为 cm，体重的单位为 kg。

$$男性：标准体重 = （身高 - 100）\times 0.9$$
$$女性：标准体重 = （身高 - 100）\times 0.9 - 2.5$$

标准体重上下浮动 10% 都在正常范围内。

2. 肥胖度　肥胖度（%）=（实际体重 - 标准体重）/标准体重 × 100%

3. 肥胖评估　肥胖度在 0 ~ 20% 为超重，在 20% ~ 30% 为轻度肥胖，在 30% ~ 50% 为中度肥胖，大于 50% 为重度肥胖。

（二）标准三围

1. 标准三围计算方法

$$标准胸围 = 身高的 1/2 或比身高的 1/2 大 2 ~ 4cm$$
$$标准腰围 = 身高 - 100cm，上下浮动 3cm$$
$$标准臀围 = 胸围/腰围 + （20 ~ 30）cm$$

2. 三围异常的判定方法

（1）**腰围**　男性 >85cm，女性 >80cm 为健康高危人群。

（2）**腰围/臀围比值**　男性 ≥0.9，女性 ≥0.85 为健康高危人群。

（三）体脂率判断方法

1. 体脂率的定义　体脂率是指人体内脂肪重量在人体总体重中所占的比例，又称体脂百分数，它反映人体内脂肪含量的多少，是判断人体是否肥胖的一个标准。

2. 体脂率计算公式　体脂率 = 身体脂肪总重量/体重 × 100%。

（1）**成年女性身体脂肪重量计算公式**

$$参数 a = 腰围（cm）\times 0.74$$
$$参数 b = 体重（kg）\times 0.082 + 34.89$$
$$身体脂肪重量（kg）= a - b$$

（2）成年男性身体脂肪重量计算公式

$$参数\ a = 腰围(cm) \times 0.74$$
$$参数\ b = 体重(kg) \times 0.082 + 44.74$$
$$身体脂肪重量(kg) = a - b$$

（3）体脂率判断表　见表 10 - 1。

表 10 - 1　体脂率判断表

	正常		警戒范围		肥胖
	30 岁以下	**30 岁以上**	**30 岁以下**	**30 岁以上**	
男性	14% ~ 20%	17% ~ 23%	20% ~ 25%	23% ~ 25%	25% 以上
女性	17% ~ 24%	20% ~ 27%	24% ~ 30%	27% ~ 30%	30% 以上

过高的体脂率可导致多种健康问题，如心血管疾病、糖尿病等；过低的体脂率也会对健康产生负面影响，例如影响免疫系统和生育能力。因此，保持适当的体脂率对于整体健康非常重要。

（四）体重指数

体重指数（BMI）是世界卫生组织（WHO）推荐的国际统一使用的肥胖分型标准，其缺点是不能反映局部体脂的分布。BMI = 体重(kg)/[身高(m)]^2。BMI 分类见表 10 - 2。

表 10 - 2　BMI 分类

BMI 分类	WHO 标准	亚洲标准	中国参考标准	相关疾病发病的危险性
体重过低	<18.5	<18.5	<18.5	低（但其他疾病危险性增加）
正常范围	18.5 ~ 24.9	18.5 ~ 22.9	18.5 ~ 23.9	平均水平
超重	≥25	≥23	≥24	增加
肥胖前期	25 ~ 29.9	23 ~ 24.9	24 ~ 26.9	增加
Ⅰ度肥胖	30 ~ 34.9	25 ~ 29.9	27 ~ 29.9	中度增加
Ⅱ度肥胖	35 ~ 39.9	≥30	≥30	严重增加
Ⅲ度肥胖	≥40.0			非常严重增加

需要注意的是，并不是每个人都适用 BMI 的测定，如：未满 18 岁的人群、运动员、正在做重量训练的人群、妊娠或哺乳期的女性、身体虚弱者或久坐不动的老人都不适宜做 BMI 的测定。

知识链接

人民网评《健康中国从健康体重开始》（节选）

以"健康体重"管理为契机，创新推进健康城镇建设；以"健康体重"科普为重点，提升群众健康素养水平；以"健康体重"实践为抓手，推进健康细胞建设。

……

近年来，随着物质生活水平不断提升，肥胖成为日趋常见的"富贵病"。《中国居民营养与慢性病状况报告（2020 年）》显示，我国 18 岁及以上居民超重率、肥胖率分别为 34.3%、16.4%；6 岁以下儿童肥胖率为 3.6%，6 岁至 17 岁儿童青少年肥胖率为 7.9%。有研究预测，到 2030 年，我国成年人超重肥胖率可达 65.3%。肥胖可导致较高的早期死亡风险，还会诱发脑卒中、冠心病、高血压等多种慢性疾病，甚至与多种肿瘤的发生相关。可见葆有健康体重与每个人利益攸关、命运相连。

二、按摩减肥的特点

按摩减肥是依据经络学原理增加能量消耗，控制脂肪细胞堆积的一种安全有效的减肥方法，其具有以下特点。

1. 按摩减肥是一种物理方法，具有较高的安全性。

2. 按摩减肥对人体神经系统、消化系统、内分泌系统、体液代谢、糖代谢等具有多重作用，有助于控制体重，调节代谢，是一种有效的养生方法。

3. 按摩减肥针对的是局部组织，按摩师采用揉、拿、捏、拍等手法，对四肢、肩背部、腹部和臀部等进行按摩，促进局部组织新陈代谢，加速脂肪分解和氧化。

4. 按摩减肥兼具疏通经络、宣通气血、调整人体各个器官功能的作用。

三、按摩减肥常用穴位

（一）腹部

1. 天枢穴　脐旁 2 寸。功效：调理脾胃、舒筋活络，缓解消化不良、肠麻痹、腰痛、水肿等症状。

2. 大横穴　脐中旁开 4 寸。功效：调理脾胃、调和气血、治疗胃肠疾病、除湿散结、温中散寒。

3. 中脘穴　脐上 4 寸。功效：和胃健脾、降逆利水、缓解情绪、增强免疫力。

4. 关元穴　脐下 3 寸。功效：主要用于治疗泌尿、生殖及肠胃方面的疾患，可补肾培元、温阳固脱，是常用的强壮穴位之一。

5. 气海穴　脐下 1.5 寸。功效：利下焦、补元气、行气散滞，是人体先天元气聚会之处，因此具有强壮作用，能够调整全身虚弱状态，增强免疫防卫。

（二）背部

1. 肺俞穴　第 3 胸椎棘突下旁开 1.5 寸。功效：主治呼吸系统疾病，如感冒、咳嗽、肺炎等，对胸背疼痛、皮肤瘙痒等症状也有一定的缓解作用。

2. 膈俞穴　第 7 胸椎棘突下旁开 1.5 寸。功效：止咳平喘、降逆止呕、养血祛风、滋阴清热等。

3. 膈关穴　第 7 胸椎棘突下旁开 3 寸。功效：宽胸理气、胃降逆、外散膈膜之热，主治背部疼痛，在临床上，膈关穴还常用于治疗膈肌痉挛、肋间神经痛、食管狭窄、肠炎等疾病。

4. 魄户穴　第 3 胸椎棘突下旁开 3 寸。功效：有养阴清肺、止咳平喘、疏通经络等多种功效，对于治疗肺部疾病和呼吸系统疾病有显著效果。

（三）上肢

1. 曲池穴　肘横纹外侧端，屈肘时尺泽穴与肱骨外上髁连线中点。功效：调和气血、清热解毒、疏通经络、消肿止痛、缓解疲劳、提高身体免疫力、清热利湿、通经活络。

2. 合谷穴　第一掌骨与第二掌骨间陷中。功效：镇静止痛、通经活络、清热解表、祛风、行气活血、清胃调肠、调经催产、疏经通络。

3. 肩髎穴　在肩部于肩髃穴后方，当臂外展时，在肩峰后下方呈现凹陷处。功效：祛风湿、通经络、升清降浊、活血化瘀、调节气血、缓解关节疼痛等多种功效。

4. 肩髃穴　肩峰端下缘，在肩峰与肱骨大结节之间，三角肌上部中央。臂外展或平举时，肩部出现两个凹陷，当肩峰前下方凹陷处。功效：疏经通络、理气化痰、祛风通络、清热止痒、通经理气、化痰散结，是人体重要的穴位之一。

（四）大腿

1. 伏兔穴　在髂前上棘与髌骨外缘连线上，髌骨外上缘上 6 寸。功效：祛风除湿、通经活络、散寒止痛、强健腰膝、舒筋通络、除痹止痛、和胃理气。

2. 血海穴　髌骨内上缘上 2 寸。功效：调节月经、促进生育、调节消化、缓解压力、治疗血症、缓解膝股内侧痛，还可缓解贫血、风疹、疱疹、湿疹、皮肤瘙痒等症状，可以有效缓解更年期综合征，瘦腿、补血养肝、祛斑，滋润皮肤。

3. 梁丘穴　在髂前上棘与髌骨外缘连线上，髌骨外上缘上 2 寸。功效：通经利节、胃止痛，对急性胃痛、乳痈、尿血、膝肿痛、下肢不遂有一定疗效。

4. 髀关穴　髂前上棘与髌骨外缘连线上，手臂沟处。功效：舒筋活络、散寒止痛、健脾除湿，对下肢痹痛、腰膝冷痛、半身不遂有不同程度的治疗效果。

5. 风市穴　大腿外侧正中，腘横纹水平线上 7 寸。功效：舒筋活络、祛风止痒、治疗下肢痹痛等。

6. 委中穴　腘横纹中央。功效：缓解腰痛、调节肾脏功能、调理月经问题、舒缓情绪和压力、缓解腹部不适，泄热、舒筋、利腰腿。

（五）小腿

1. 承山穴　腓肠肌的肌腹之间凹陷的顶部。功效：理气止痛、舒筋活络、消痔、祛除寒湿、调理气血。

2. 三阴交穴　内踝高点上 3 寸，胫骨内侧面缘。功效：调补肝、脾、肾三经气血，健脾益胃、调理月经、补益肝肾、养血安神。

3. 阴陵泉穴　胫骨内侧踝下缘凹陷处。功效：健脾化湿、通经活络、清热利尿、益肾调经、改善消化功能、缓解压力与疲劳。

4. 太溪穴　内踝高点与跟腱之间的凹陷处。功效：滋阴降火、补肾调经、安神开窍、调经利湿。

5. 阳陵泉穴　小腿外侧，腓骨小头前下方的凹陷中。功效：清热化湿、疏肝利胆、活血化瘀、通络止痛等。

（六）其他部位

1. 环跳穴　股骨大转子高点与骶管裂孔连线的外 1/3 与中 1/3 交点处。功效：祛风湿、强化腰腿、温经止痛、缓解疲劳，对促进局部血液循环与加强深层肌肉运动起到一定的作用，可以使肌肉线条呈现出清晰的曲线美感。

2. 居髎穴　髂前上棘与股骨大转子最高点连线的中点凹陷处。功效：活血祛瘀、通利关节、调节月经、辅助治疗盆腔炎、缓解痛经、舒筋活络，益肾强健，主治腰腿痹痛。

3. 腰眼穴　在腰部第 4 腰椎棘突下，旁开内 3.5 寸。功效：强腰健肾，活血通络，温煦肾阳、驱寒止痛，固精益肾、聪耳明目，主治腰痛、腰肌劳损、腰部软组织扭挫伤、腹痛、小腹痛、月经不调、带下、尿频、遗尿等多种病症。

（七）有全身减肥作用的穴位

足三里穴在小腿前外侧，犊鼻穴下 3 寸，距胫骨前缘一横指。功效：调理脾胃、补中益气、通经活络、疏风化湿、扶正祛邪，主治胃肠病证，是全身强壮要穴。

四、按摩减肥实施流程

1. 操作前准备工作流程　见表 10 - 3。

表 10-3 按摩减肥操作前准备工作流程

工作流程	工作内容
1. 物品准备	测量软尺、清洁用品（磨砂膏、洗面奶）、减肥产品、保鲜膜、减肥膜粉、倒模碗、倒模棒、浴袍、一次性内衣裤、毛巾（3条小毛巾，2条大浴巾）
2. 身高体重	测量、记录身高、体重
3. 减肥部位尺寸测量	软尺测量：自然平绕，不宜过松或过紧 ①腰围：以脐上1寸为标准，用皮尺水平绕一周测量 ②腹围：以脐下2寸为标准，用皮尺水平绕一周测量 ③臀围：以前面耻骨、背后臀大肌凸处为标准，皮尺绕一周测量 ④大腿围：以大腿根部为标准，水平绕一周测量 ⑤小腿围：以小腿最粗处为标准，水平绕一周测量 ⑥上臂：手臂自然下垂，以腋下为标准，水平绕一周测量
4. 顾客沐浴更衣	①引领顾客更衣，放置好个人物品 ②引领顾客进入沐浴间，进行沐浴、更衣（更换一次性内衣裤及专用顾客服）
5. 美容师准备	①操作者更换专业操作服，戴口罩 ②使用75%乙醇棉球对用品、用具进行消毒 ③到调配间领取标准产品配料
6. 操作前工作	①引领顾客进入操作间，帮助顾客上美容床 ②包头，暴露操作部位，用毛巾保护好顾客的衣裤边缘 ③操作者双手用七步消毒法消毒

2. 按摩手法操作流程及操作要领（以腹部为例） 见表 10-4。

表 10-4 按摩手法操作流程及操作要领

操作流程	操作要领	备注
1. 磨砂清洁	①双手掌在腹部打太极圈，磨洗腹部 ②先磨砂，再清洗	①顾客取仰卧位（暴露腹部） ②磨砂膏要清洗干净
2. 热敷	取热毛巾敷在腹部，3~5分钟（或用热喷仪）	有利于减肥产品吸收
3. 按摩减肥	①双手掌以扇形在腹部展开减肥膏（油），3遍 ②双手拇指指腹重叠，依次点按上脘、中脘、下脘、水分、天枢、大横、气海、关元，每穴5次，重复3遍 ③双手交替在腹部依次顺、逆时针打太极圈揉按，各20圈 ④双手交替拿捏腰、腹部脂肪25次 ⑤双手交替提拉腰侧脂肪（先左侧后右侧），每侧20次 ⑥双手交替向内对推腰部脂肪，先左后右，每侧20次 ⑦双手掌重叠推按：升结肠—横结肠—降结肠—直肠，重复3遍 ⑧手横位，双手指尖相对沿脐向上推至两肋骨处，滑至腰侧部，再到背后指尖相对，用爆发力拉至髂前上棘，沿腹股沟拉出，重复3遍	①动作连贯、服贴，施力沉稳 ②点按穴位时定位要准确，施力要大，以阴力为宜 ③如果遇有压痛，要逐渐加大施力，不可用爆发力 ④使用拿法时要"拿而不死"
4. 倒体膜	同面部倒模技术	将膜粉调糊状倒在减肥部位，也可以直接使用仪器
5. 减肥仪器	①按摩后根据产品的说明，清洗或不清洗，将保鲜膜直接包裹于腹部 ②同时配合酵素减肥仪加热或红外线太空舱理疗等，以强化效果	对仪器的性能要十分了解，避免伤害
6. 结束	①卸体膜（或卸除仪器） ②清洁残留减肥膏 ③涂美体乳液，保持皮肤滋润 ④再次测量减肥部位尺寸，做好记录，便于进行前后数据比较	操作后的测量非常重要，要做好记录

3. 减肥疗程

（1）调理期 12次/疗程，每1~2天1次，调理期坚持2个疗程。

（2）巩固期 12次/疗程，每4天1次。

（3）保养期 12次/疗程，每星期1次。

五、按摩减肥注意事项

1. 做好充分的按摩前准备，如修剪指甲、洗净双手、取下戒指等。

2. 按摩最好直接在皮肤上进行，如天气过冷，也可隔着衣服进行，同时注意保暖。

3. 饭后 2 小时再按摩，效果最好，过度饥饿或暴食后都不宜进行按摩。

4. 力度把控：背部、腿部可用力大一点；腹部、腰部用力要适当，以免损伤内脏。

5. 护理后注意保暖，出痧时隔 4 小时冲凉；忌生冷食物。

6. 妇女在经期、妊娠期、产后 1 个月内，不轻易做按摩，特别是腰部和腹部。

7. 对因疾病引起的肥胖，首先建议顾客到医院治疗原发病。

8. 操作中务必使用毛巾保持顾客衣裤清洁，注意保护顾客的隐私，操作完毕或暂时离开取物时，应为顾客盖上毛巾。

任务三　芳香疗法

一、概述

（一）芳香疗法的定义

芳香疗法是一种利用从植物萃取出的芳香分子（精油）或（纯露），以芳香疗法学为理论指导，通过沐浴、呼吸、闻香、按摩等方式调理并改善人的身体与心理状态的整体疗法。芳香疗法素有"植物激素"之称，其主要作用原理有两点：一是精油本身具有刺激脑神经、扩张脑血管、刺激胃液分泌或镇静催眠等多种药理作用，人体吸收精油后，可使精神舒畅、增强抗病能力，预防某些传染性疾病；二是通过芳香气味刺激，沁人心脾，使人精神焕发、激发食欲、芳香健胃，使心情愉悦，安然入睡。

（二）芳香疗法的种类

1. 芳香按摩法　是指通过按摩促进精油有效成分的吸收，对机体实施调养。可产生保健养生功效。

2. 芳香水疗法　是指利用不同温度、压力和溶质含量的水，以不同方式作用于人体以防病治病的方法，其对人体主要起到化学、温度、机械刺激的作用。所谓化学刺激是水中的有效成分对机体的调养作用，如盐水浴、硫磺浴、芳香精油浴等；机械刺激是利用水的压力刺激机体，促进人体功能；温度刺激是通过调节水温的高低刺激机体，起到一定的理疗作用。

3. 香薰法　是指通过吸入的方式，使芳香精油快速融入人体血液和淋巴中，加速体内新陈代谢，促进活细胞再生，增强机体免疫力，进而调节人体神经系统、循环系统、内分泌系统、肌肉组织、消化系统等，产生舒心养颜、放松减压的效果。

（三）芳香疗法的益处

1. 放松、平静思绪　使用芳香疗法，可以令人感到放松和平静，常用精油为洋甘菊、薰衣草和玫瑰。

2. 减轻病痛　某些精油能缓解疼痛，如尤加利可缓解感冒症状。

3. 提高警觉　使用芳香疗法可以使人注意力集中、更加警觉，常用精油为薄荷油、肉桂和迷迭香。

4. **增强情绪**　使用芳香疗法可以减轻压力和振奋人们的精神。常用精油为薰衣草和迷迭香。

5. **促进睡眠**　芳香疗法是一种非常有效的促进睡眠的方法。常用精油为薰衣草和洋甘菊。

6. **净化环境**　如柠檬可以清洁和自然净化空气。

二、精油基础知识

芳香疗法的主角是精油。精油是一种通过压榨、蒸馏等多种萃取方式，从特定种类的植物根茎、花叶、果实等部分提取而来的油性液体。其含有特殊的香味，具有挥发性，比水还轻。在芳香疗法中，精油常被用于缓解压力、改善睡眠、提升情绪等；此外，精油还具有一定的抗菌、消炎、抗氧化等作用，对皮肤护理和身体健康都有一定的帮助。

（一）精油的分类

精油分为单方精油、复方精油和基础精油三大类。

1. 单方精油　由一种芳香植物提取而成，并以这种植物命名。如专业精油店中标签上注明薰衣草精油，就是薰衣草的单方精油。

2. 复方精油　由两种以上的单方精油加基础精油混合而成。因为各种精油之间是互相协调的，有些还彼此相辅相成，所以混合在一起能加强疗效。通常理想的精油调配方式是以 2 ~ 4 种单方精油调配出适宜本人的精油。

3. 基础精油　是一种用来稀释单方精油的植物油，是将各种植物的种子、果实压榨后，第一次萃取的非挥发性油脂，富含蛋白质、维生素 E 等营养成分。将它与精油混合制作按摩油，可以起到保养皮肤的作用，并且能在按摩中促进身体产生热能，加速精油有效成分的渗透吸收。

（二）常用护肤精油的功效

1. 薰衣草　提取自花朵、叶片、枝干，呈浅黄色。

（1）功效　安定情绪、抗沮丧、降血压、治疗失眠，改善支气管炎和哮喘；促进细胞再生，平衡皮脂分泌，治疗皮肤灼伤与晒伤，改善面疱、湿疹，防止秃顶；杀菌驱虫、清肝脾，促进胃肠功能，防止呕吐。

（2）注意事项　低血压者和妊娠期妇女禁用。

2. 薄荷　提取自新鲜薄荷叶，具有清凉香味。

（1）功效　改善湿疹、癣和瘙痒，清除黑头粉刺，对油性发质和肤质极具效果；具有振奋精神、集中注意力、消除疲劳、治疗眩晕、治疗贫血等功效。

（2）注意事项　使用时，调配比例不得超过 1%；妊娠期妇女禁用。

3. 迷迭香　提取自花朵和叶片，有强烈的木质香味。

（1）功效　具有收敛作用，对松弛的皮肤有紧实效果；能改善头皮屑并刺激毛发生长；具有减轻皮肤充血、浮肿、肿胀，疏解经痛、利尿、减肥、活化脑细胞，使头脑清醒，增强记忆，使人精力充沛，缓解头痛、偏头痛，调理贫血的功效。

（2）注意事项　妊娠期妇女及高血压、癫痫患者禁用。

4. 洋甘菊　提取自花，香味类似苹果，可与玫瑰、薰衣草、天竺葵的精油混合使用。

（1）功效　消除浮肿、减轻烫伤，用于发炎的伤口，改善湿疹、面疱、干癣、超敏感肌肤，增进弹性，对干燥易痒的皮肤极佳；减轻头痛、神经痛、牙痛及耳痛；能促进白细胞生成，抵抗细菌，增加免疫系统功能。

（2）注意事项　妊娠期妇女禁用。

5. 尤加利　提取自叶子，有清凉的感觉。

（1）功效　抗病毒，治疗流行性感冒、喉咙疼痛、咳嗽、鼻窦炎；对情绪有镇静效果，使头脑清醒，注意力集中；促进新组织产生，改善皮肤阻塞的情况，对疱疹、烫伤均有显著疗效。

（2）注意事项　高血压、癫痫患者禁用。

6. 佛手柑　提取自果皮，气味清新。

（1）功效　抗菌作用明显，对湿疹、干癣、粉刺、疥疮、静脉曲张、伤口、疱疹、皮肤和头皮的脂溢性皮炎治疗效果显著；治疗泌尿道感染、消化不良、胀气、绞痛、食欲不振，驱除肠内寄生虫，消除胆结石；缓解焦虑、愤怒、神经紧张、沮丧等。

（2）注意事项　有光敏作用，使用后勿晒太阳。

7. 茉莉　提取自花朵，呈深红色，花香浓郁。

（1）功效　促泌乳，减轻经痛、产痛；增加男子精子数量，改善阳痿、早泄、性冷淡；抗沮丧，增强自信，恢复精力；调理任何皮肤，特别是干燥、敏感、老化、瘢痕及产生妊娠纹的皮肤，保持皮肤水分和弹性。

（2）注意事项　妊娠期妇女禁用。

8. 柠檬　提取自果皮，呈浅黄色，柑橘味。

（1）功效　去除老死细胞，使暗沉的肤色变得明亮洁白，对油腻的皮肤有净化功效，可用于去除鸡眼、扁平疣和其他疣；促进血液循环，减轻静脉曲张，降血压，改善贫血；减轻痛风、关节炎、头痛；助消化、澄清思绪等。

（2）注意事项　具有光敏作用，使用后勿晒太阳；敏感皮肤禁用。

9. 罗勒　提取自叶子，呈浅黄绿色，气味清甜。

（1）功效　治疗头痛和偏头痛、鼻窦充血、气喘、感冒；对松弛、淤阻的皮肤，有紧实、清爽功效，可控制粉刺；使感觉敏锐、精神集中，抗沮丧。

（2）注意事项　勿使用过量，敏感性皮肤者少量使用；妊娠期妇女禁用。

10. 甜橙　提取自果皮，清新，具有强烈的柑橘香。

（1）功效　刺激胆汁分泌，使食欲显著增强；能促进发汗，帮助皮肤排毒，改善干燥皮肤，减少皱纹；可驱离紧张情绪和压力，改善焦虑；因橙皮中含有大量的维生素 C，因此能预防感冒，对皮肤有保湿效果，能平衡皮肤的酸碱值、帮助胶原形成，促进组织生长与修复。

（2）注意事项　具有光敏作用，使用后勿晒太阳。

11. 乳香　提取自树皮，呈淡黄色，具有淡淡的清香。

（1）功效　改善感冒、发热、咳嗽症状，同时能安抚胃部，帮助消化；使人感觉平稳，心情好转且平和；具有收敛的特性，可以平衡油性肤质，抚平皱纹。

（2）注意事项　妊娠期妇女禁用。

12. 天竺葵　提取自叶片，气味甜而略重，有点像玫瑰，又稍像薄荷。

（1）功效　利尿、排毒、降血糖、平衡内分泌、促进血液循环、改善月经失调，减轻局部肿痛、神经痛、喉咙痛；平抚焦虑、沮丧，恢复心理平衡；平衡油脂分泌，改善毛孔阻塞、冻疮，使苍白皮肤红润有活力。

（2）注意事项　敏感性皮肤者、妊娠期妇女禁用。

13. 玫瑰　提取自花朵，呈黄褐色，有甜甜的花香。

（1）功效　可平抚情绪，提振心情，舒缓神经紧张和压力；适用于所有肌肤，防老化、促进细胞再生，特别有益于成熟、干燥、硬化和敏感皮肤；促进阴道分泌，对不孕有益，可作为子宫补品、增加男子精子数量；强化心脏、胃肠功能，改善血液循环，可治疗黄疸、消除毒素、加强肝功能。

（2）注意事项　妊娠期妇女禁用。

14. 丁香 提取自花，芳香气味很强。

（1）功效 改善消化不良、呕吐、腹泻，止痛、杀菌；治疗伤口感染、疮及溃疡等；强化记忆、使人兴奋、抗抑郁。

（2）注意事项 妊娠期妇女禁用。

15. 桂花 提取自金黄色的金桂花朵。

（1）功效 对头痛、疲劳都有减缓作用，同时也是极佳的情绪振奋剂；能净化空气，散寒祛风湿，对牙痛、咳嗽多有疗效；美白肌肤，排解体内毒素及通便；女性使用桂花精油能让皮肤细嫩，延缓衰老，体内还会发出淡淡香味。男人使用桂花精油，有催情之功效。

（2）注意事项 气味浓郁，需稀释后使用。

16. 紫罗兰 提取自花朵和叶子，香气淡雅持久。

（1）功效 强效抗菌剂，可用于治疗患者的伤口、瘀斑、阻塞的皮肤、肿胀和发炎；催情、止咳、利尿、催吐、化痰、轻泻（通便），有助于过敏性的咳嗽及百日咳，尤其适用于呼吸系统的疾病；镇静、安神，治疗失眠、止痛。

（2）注意事项 妊娠期妇女禁用。

（三）精油的使用和保存方法

1. 精油的使用方法 由于精油浓度很高，如果直接使用，人们会感觉很不舒服，所以精油使用时量很小，一般以滴计算，而且还要借助载体才能被人的呼吸系统和皮肤吸收，发挥植物精油的魅力。使用方法如下。

（1）蜡烛作为载体 制作蜡烛时加入适量的精油。这种含有精油的蜡烛，通过燃烧将精油成分散发在空气中，可净化空气，营造浪漫、愉悦的氛围。

（2）水作为载体 把精油滴入水中，人们通过呼吸和浸浴享受精油带来的神奇功效和美妙感觉。

（3）高品质的植物油作为载体 把精油滴入植物油中，通过皮肤按摩达到治疗效果。

2. 精油的保存方法

（1）精油要放在阴暗、避免高温的地方 精油受阳光照射易变质，不能把精油放在阳光直射或者有阳光的地方；也不能把精油放在灯光下面；精油易挥发、易氧化，不能把精油放在高温处，要远离热气及高温，最好置于干燥、阴凉处，同时不应离电器用品太近，更不能放于厨房或浴室。

（2）精油要放入深色玻璃瓶 精油易挥发，要存放在具有遮光效果的深色玻璃瓶中，这样可减少90%的紫外线照射；不能用塑胶瓶存放精油，塑胶的化学成分会破坏精油的品质。

（3）精油瓶盖要拧紧 精油易挥发，为避免精油氧化及快速挥发，精油的瓶盖一定要拧紧，最好是使用时才打开瓶盖，以减少开启次数，防止空气中的氧气氧化精油，导致质量下降。

（4）精油不能放入冰箱 精油的存放温度是18～30℃，最佳温度约为25℃。所以精油不能放入冰箱。

（5）调和过的精油只能使用两个月 单方精油开封后使用期限是半年，但是经过自己调和的精油使用时间只能是两个月。所以每次调和的量不能太大，保证能在两个月内用完。

另外，无论单方精油还是复方精油，都必须远离儿童和宠物，远离明火和任何有火灾隐患的场所。所有精油在存储时必须做好正确标注，并定期检查这些标注是否完好。在工作场所接触精油时，为防止事故发生，应穿戴适当的保护衣物，如手套、面罩和防水工作服等。为避免精油分子的累积，应当在通风良好的区域工作。

三、芳香按摩

（一）芳香按摩精油调配

通常精油调配由芳疗师根据顾客体质、爱好，选择多款精油形成处方。芳香按摩时的常用处方如下。

1. **基础按摩油**　葡萄籽油 30ml + 月见草油 10 滴 + 胡萝卜油 5 滴 + 霍霍巴油 20 滴。

2. **抗衰老**　玫瑰油 3 滴 + 肉桂油 1 滴 + 茉莉油 1 滴 + 月见草油 10ml。

3. **收敛毛孔**　丝柏油 2 滴 + 天竺葵油 2 滴 + 依兰油 1 滴 + 霍霍芭油 10ml。

4. **改善肤质**　精油（天竺葵油 1 滴、橙油 2 滴、苦橙叶油 3 滴）+ 30ml 基础按摩油。

5. **紧实肌肉**　精油（香茅油 2 滴、薰衣草油 2 滴）+ 30ml 基础按摩油。

6. **淡化、驱逐细纹**　檀香油 2 滴 + 玫瑰油 3 滴 + 月见草油 10ml。

7. **丰胸**　玫瑰油 10 滴 + 茉莉油 10 滴 + 甜杏仁油 20ml。

8. **减肥、塑身**　肉桂油 2 滴 + 丝柏油 3 滴 + 杜松油 5 滴 + 葡萄柚油 5 滴 + 月见草油 20ml。

9. **失眠**　乳香油 4 滴 + 薰衣草油 8 滴 + 檀香油 8 滴 + 甜杏仁油 20ml。

（二）芳香按摩操作流程

根据顾客的需求调配适宜的芳香精油，并进行相应部位按摩。按摩操作流程见表 10 - 5。

表 10 - 5　芳香按摩不同部位按摩操作流程

操作流程	操作要领	备注
1. 胸部按摩	①浅层按抚：单手掌指由内向外按抚肩部、锁骨、锁骨下、乳房上，先左后右，每线 3 遍 ②双手包肩向内至胸骨，再掌推按乳房上至腋下，3 遍 ③双手揉捏肩部，由内向外，3 遍 ④双手手指重叠在上胸部揉按，从左至右，3 遍 ⑤双手交替拿捏胸大肌（腋下处） ⑥深层按抚：双手自胸骨向外推按肩部，再包肩拉至耳后乳突，顺势推按至肩部，拇指在上、四指在下，进行深层揉按，3 遍， ⑦浅层按抚，3 遍	注意避开乳头
2. 腹部按摩	①浅层按抚：双手掌在腹部顺、逆时针打圈 ②双手掌交替直推结肠，沿着升结肠—横结肠—降结肠的路径推按，3 遍 ③双手拿捏腹部皮下组织，沿着下腹部从左到右，上腹部从左到右，各 3 遍 ④深层按抚：双手分推、按肋缘下—上腹部—下腹部—耻骨上，各 3 遍 ⑤浅层按抚	
3. 上肢按摩	①浅层按抚上臂，3 遍 ②深层按抚：单手推按上臂，从肘部至肩部，包绕肩部，从后面拉回至肘部，3 遍 ③单手四指揉捏上臂外侧，再揉捏上臂内侧，从肩至肘，各 3 遍 ④浅层按抚上臂、前臂和手，各 3 遍 ⑤双手拇指推按手掌、手背，揉捏手指关节（5 指），每指 3 遍	
4. 背部按摩	①浅层按抚背部：双手掌从上向下分推至腰骶部，再包臀沿着体侧向上拉至肩部，再到颈部，3 遍 ②深层按抚：双手从腰骶部开始分推、按，向上至肩部，包肩沿上肢拉至手腕部，从指尖拉出，3 遍 ③双手揉捏肩颈部，再分推至肩部，包肩胛骨，沿肩胛骨内缘推按至肩颈，3 遍 ④双手揉捏斜方肌，从颈侧揉捏至肩关节处，先左后右，3 遍 ⑤双手重叠揉按肩胛骨外缘，从上向下，先左后右，各 3 遍 ⑥双手揉按骶部，从左至右，3 遍 ⑦双手叠掌揉按臀部，先左后右，3 遍 ⑧浅层按抚背部，3 遍	①顾客俯卧 ②为顾客拿开枕头，露出床洞，并铺好毛巾

续表

操作流程	操作要领	备注
5. 下肢按摩	①浅层按抚大腿，3 遍 ②深层按抚：双手叠掌直推大腿，从腘窝至臀部，再从大腿两侧拉回至腘窝，3 遍 ③双手拿捏大腿外侧、内侧，各 3 遍 ④单手揉按大腿外侧从上向下至腘窝处，3 遍 ⑤拇指交替推按腘窝，之后叠掌按腘窝，3 遍 ⑥浅层按抚小腿，3 遍 ⑦双手拇指交替推小腿，从内向外，从下向上，3 遍 ⑧双手揉捏小腿 3 遍，浅层按抚	

（三）操作注意事项

1. 动作连贯、服贴、优美。

2. 有些精油有明显的收缩血管、肌肉的作用，因此妊娠期妇女及高血压、糖尿病、青光眼患者慎用。

3. 有些精油对中枢神经系统有强烈的兴奋或抑制作用，一定要注意控制用量，癫痫、哮喘等患者禁止或限制使用。

4. 请在芳疗师的指导下使用精油。

目标检测

答案解析

单项选择题

1. 建议健胸的单边按摩时间是（　　）

    A. 1 ~ 5 分钟   B. 10 ~ 15 分钟   C. 45 分钟   D. 60 分钟

2. 根据常用的标准体重计算方法，属于轻度肥胖的是（　　）

    A. 大于标准体重 50% 以上

    B. 大于标准体重 30%，小于 50%

    C. 大于标准体重 20%，小于 30%

    D. 大于标准体重 10%，小于 20%

3. 有全身减肥作用的穴位是（　　）

    A. 足三里   B. 膻中   C. 鹰窗   D. 迎香

4. 下列关于按摩减肥的描述中，正确的是（　　）

    A. 饭后 1 小时进行

    B. 按摩可以直接在皮肤上进行

    C. 月经期可以进行腹部按摩减肥

    D. 所有部位按摩力度一样

5. 下列精油中，具有美白作用的是（　　）

    A. 绿薄荷油   B. 柠檬油   C. 葡萄柚油   D. 生姜油

6. 下列说法中，不正确的是（　　）

    A. 精油的保存要考虑温度和光线的影响

    B. 精油要放在深色的玻璃瓶中保存

    C. 所有精油都是越放越醇

    D. 精油气味改变，表示精油已经变质，不能使用

7. 下列精油中，具有光敏性的是（　　）

　　A. 茶树精油　　　　B. 薄荷精油　　　　C. 迷迭香精油　　　　D. 柠檬精油

8. 下列精油中，可以全面帮助释放压力的是（　　）

　　A. 薰衣草精油　　　B. 玫瑰精油　　　　C. 薄荷精油　　　　D. 洋甘菊精油

（吴洁琼　李玉梅）

书网融合……

重点小结　　　习题

参考文献

［1］张秀丽，赵丽，聂莉．美容护肤技术［M］．2 版．北京：科学出版社，2017．

［2］熊蕊，王艳，梁超兰．身体护理技术［M］．武汉：华中科技大学出版社，2017．

［3］甄德江．针灸学［M］．北京：中国中医药出版社，2018．

［4］申泽宇，吴琼．美容美体技术［M］．上海：复旦大学出版社，2019．

［5］中国就业培训技术指导中心．美容师中级［M］．北京：中国劳动社会保障出版社，2020．

［6］王丽，赵强．现代按摩技术［M］．上海：上海科学技术出版社，2020．

［7］蕫元明，周典，张文英．美容师（中级）［M］．北京：中国劳动社会保障出版社，中国人事出版社，2020．

［8］程娇．针刺结合督灸治疗慢性非特异性腰痛（寒湿型）的临床观察［D］．湖北中医药大学，2020．

［9］张华，李明．中医美容学［M］．2 版．北京：人民卫生出版社，2021．

［10］肖杰华，徐玲．美容美体技术［M］．北京：北京科学技术出版社，2022．

［11］王梵，王雪荣，雷红崇．美容师［M］．北京：中国劳动社会保障出版社，2022．

［12］熊蕊，陈丽君．面部护理技术［M］．武汉：华中科技大学出版社，2022．

［13］人力资源社会保障部教材办公室，中国美发美容协会．美容师［M］．北京：中国劳动社会保障出版社，2023．

［14］施泽芸．针刀整体松解术治疗伴富贵包体征的颈椎病的临床研究［D］．湖北中医药大学，2023．

［15］郭从浩．壮医经筋疗法治疗项背部脂肪垫（富贵包）的临床疗效研究［D］．广西中医药大学，2023．

［16］李真芹，梁英英，王珮．美容师操作技能（高级）［M］．北京：中国劳动社会保障出版社，2023．

［17］孙晶，蔡成功，申芳芳．美容护肤技术［M］．武汉：华中科技大学出版社，2023．

［18］吴栋杰，杨美红．4 种方法治疗黄褐斑的临床疗效和安全性比较［J］．中国医疗美容，2023，13（07）：26－30．